ランチのあと
「眠くなる」「だるくなる」
ならこの食べ方を
試してください。

おにぎり1個

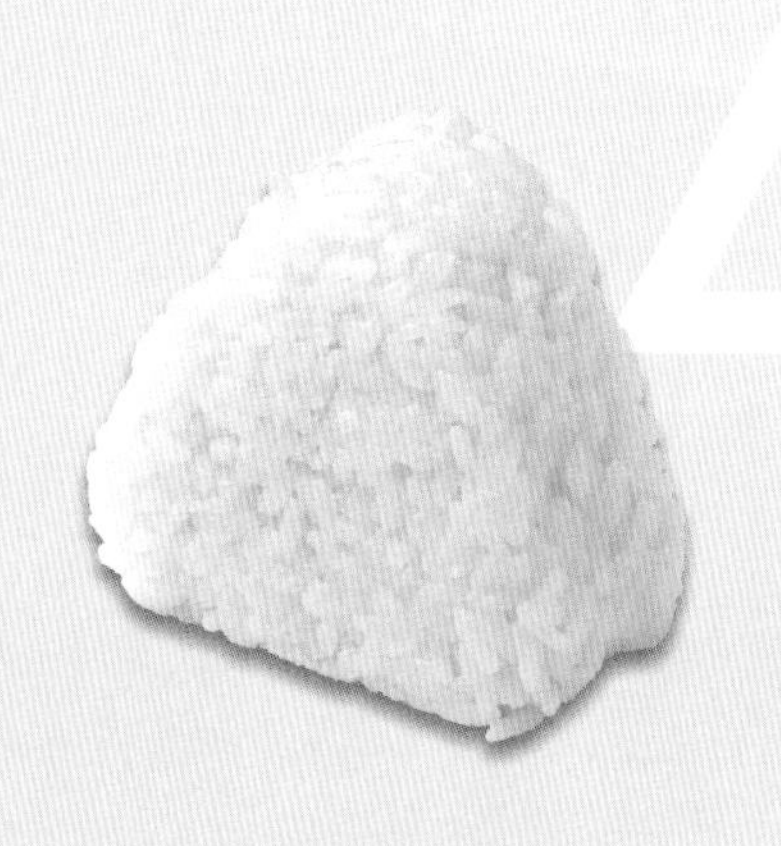

より

パテ2倍
もりもりバーガー

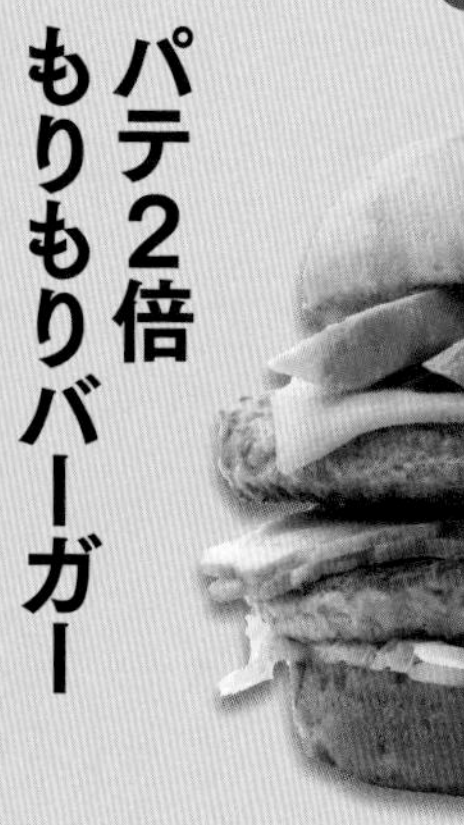

とろろそば

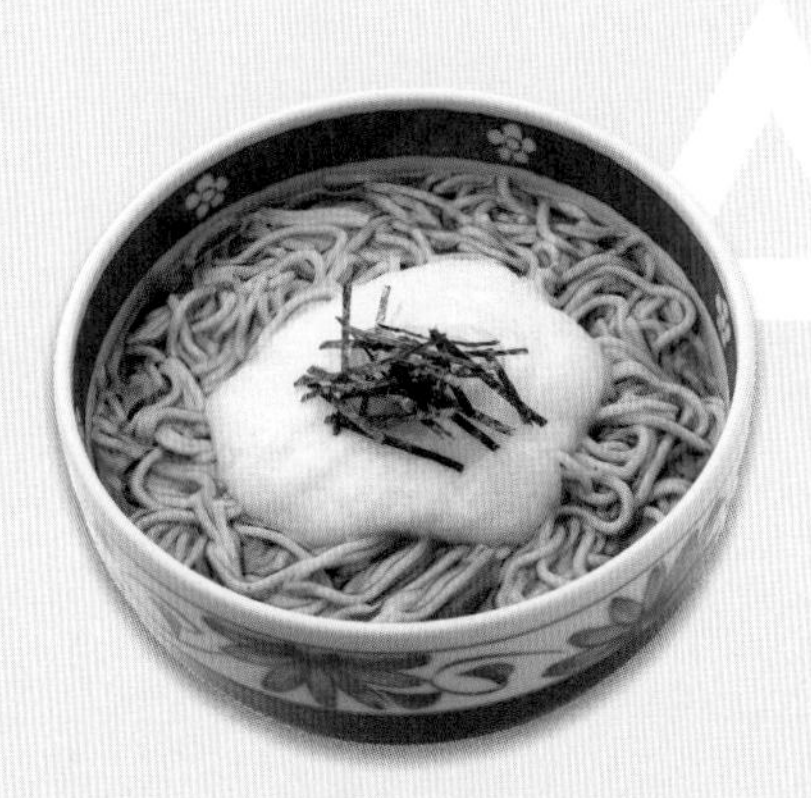

より

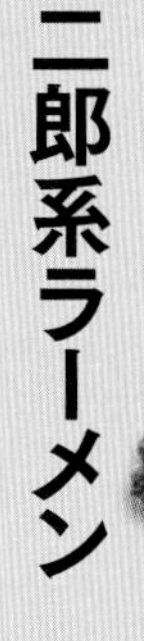

二郎系ラーメン

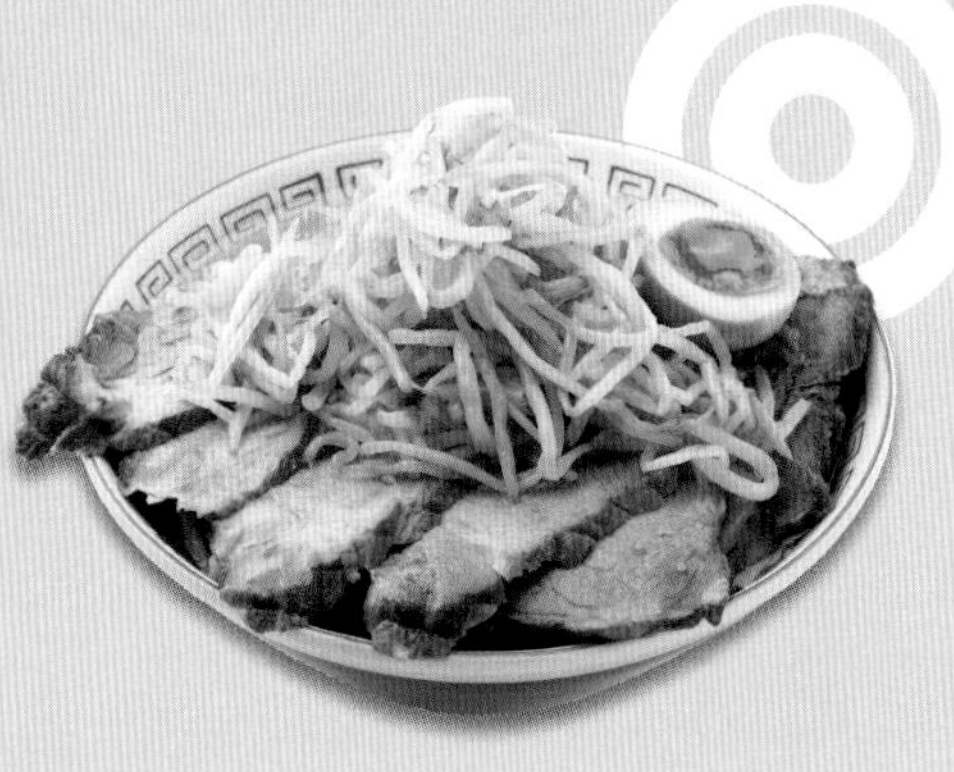

サラダチキン

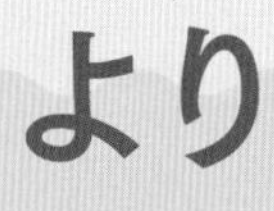

唐揚げマヨネーズ

そんなうまい話ある？
そう思った人だけ
読んでください。

糖質疲労

「疲れやすさ」と「老化」の正体

医師　北里大学北里研究所病院副院長
糖尿病センター長

山田悟

サンマーク出版

Introduction

今日のパフォーマンスと、未来の健康を脅かす「糖質疲労」

その眠気、「糖質疲労」かもしれない

ランチ後、「眠い」「だるい」は糖質疲労かも

「糖質疲労」という言葉、はじめて聞いたことでしょう。

これは現代社会でひそかに、しかし、確実に増えてしまっている症状について、私がアスリートやビジネスパーソンの方たちとお話をしていて気づいた概念です。ですからご存じなくて当たり前です。

これまで何冊か本を出していますが、「糖質疲労」については本書ではじめてお話しさせていただきます。

「糖質疲労」とは何なのか？　実は、みなさんにとても身近な問題なのですが、自分のこととは思っていない人がほとんどだと思います。

「ランチ後は誰だって眠くなるでしょう？」「たまたまこのところ忙しく、寝不足だったからな」そんなふうに思って、とりわけ気にとめず、毎日を過ごしておられる人が多いのではないかと思います。

しかし食事の後、しばらくして眠い、だるい。または、十分に食べたはずなのにすぐに小腹が減る、集中力が途切れる、イライラする、首の後ろがずんと重くなる——といった症状があるなら、それは「糖質疲労」の可能性が大きいと思っています。

ランチ後にこうした症状を訴え、午後のパフォーマンスを下げている人が実に多いので、私はこの問題を理解しやすくするために、不快な症状をまとめて「糖質疲労」と名づけました。

そして、この本をお読みいただき、この疲労感が今日のパフォーマンスの低下のみならず、やがて様々な健康上の問題を起こすことを知っていただきたく思います。そして、ちょっとした知識と工夫でそれを改善できることもお伝えしたいと思います。

一方、ご自身が「糖質疲労」なのかどうかが体感ではわからないけれども不安という方もいらっしゃるでしょう。現在ではドラッグストアで、数百円で「糖質疲労」の有無を誰でも確かめることができますから、ご安心ください。本書ではそうしたチェック法などについてもご説明いたします。

「食後高血糖」と「血糖値スパイク」が起こす糖質疲労

みなさんは**「食後高血糖」**と**「血糖値スパイク」**という言葉をご存じでしょうか?

「食後高血糖」というのは、文字どおり食後の血糖値(正常140㎎/dℓ未満)が高いことです。通常、健康診断で測る「空腹時血糖値」(正常110㎎/dℓ未満)とは判断基準が異なります。

食事をとった後、誰でも血糖値はある程度上がるのですが、その上がり幅が大きいのが「食後高血糖」です。

健康診断で血糖異常と判断されるのは「空腹時高血糖」(空腹時血糖値が110㎎

いることが報告されています。

そして、食後高血糖は、その後、遅れて分泌されるインスリンというホルモンの影響で、急ブレーキのように血糖値が急峻に下がるという現象に続きます。

この血糖値が急激に上がって、その後急峻に降下する様を「血糖値スパイク」と呼びます。「食後高血糖」から血糖値の乱高下（すなわち「血糖値スパイク」）が生じるのです。

ここでご理解いただきたいのは、**糖質疲労と名づけた様々な症状は、この「食後高血糖」と「血糖値スパイク」の影響で生じている**ということです。

もちろん、食後の眠気や疲労感などには、睡眠不足や過労など基本的な体調の問題や、睡眠時無呼吸症候群など別の病気が原因の場合もありえます。ですので、食後に体調不良を感じていれば、そのすべてが「糖質疲労」というわけではありません。あくまでも「食後高血糖」や「血糖値スパイク」により感じている食後の体調不良が「糖質疲労」です。

一般的な健康診断でチェックするのは空腹時の血糖値なので、「食後高血糖」や「血糖値スパイク」について、健康な人が知る機会はまずありません。

しかし、これらの現象が、今日のパフォーマンスと明日の健康を脅かしているのです。

さらに、私自身もとても驚いたことなのですが、**普段からかなりの運動をしている方や、プロアスリートの方たちですら、「食後高血糖」「血糖値スパイク」を呈して、糖質疲労を感じるという方が多いのです。**

よく知られる健康法や健康習慣、トレーニング法などの中にも、それらの効果を無にするばかりか、「食後高血糖」と「血糖値スパイク」を起こしかねないものもあるのです。

「病気」までのカウントダウンは「あと10年もない」!?

先にも述べたとおり、**空腹時高血糖が起こる10年ほど前から食後高血糖が生じます。**

糖質疲労は食後高血糖やその後の血糖値の急峻な降下（血糖値スパイク）の自覚症状ですので、糖質疲労は、健診で異常を指摘される10年ほど前から生じることになります。

糖質疲労の段階ではまだ病気とは言えず、いますぐにお薬を飲む必要があるわけではありませんが、放置しておくと、いずれドミノ倒しのように糖尿病・肥満・高血圧症・脂質異常症に至る可能性があります。

糖質疲労から始まる負の連鎖は、ある時点から「不可逆的」になります。身体の細胞や臓器に代謝上の記憶が刷り込まれ、完治しなくなってしまうのです。しかし、糖質疲労の段階ならば、「可逆的」な状態なのです。

もし「そういえば30代（40代）のときは午後も元気だったのに、40代（50代）に入ってから昼下がりに眠気が強くなっている」とお感じならば、糖質疲労（食後高血糖）の有無をご確認いただき、そうであるならば、ぜひ、生活上の工夫をしていただきたいです。

食後高血糖から健診でひっかかる空腹時高血糖までは10年と申しました。しかし、

もし糖質疲労があるとすると、すでにドミノは上流で倒れ始めています。10年の猶予はないのです。リスクがあるなら、1日も早く手を打つ。その必要性を感じていただけますでしょうか？

糖質疲労の解消のためにやるべきは「シンプル」かつ「うまい食べ方」

糖質疲労を解消するためのご提案はとてもシンプルです。

それは、「食べ方を変えること」です。

次の食事から「食べ方」を変えるだけで、1食目の食後から「糖質疲労」が改善していると実感できるはずです。遅い人ではもう少し時間がたって、1か月程度経過してから、体重や腹囲の変化ということで効果を実感することになるかもしれません。そして、いずれにせよ、その食べ方を変えた結果として、ドミノ倒しをそこで止めることになります。

あるいは、糖質疲労の段階では可逆的なので、もっと上流に立ち戻れる可能性があります。

その食べ方の変更は難しいものではありません。

たとえば、これまでの健康食の代表、「カロリー制限」「腹八分目」は、実行・継続が難しい食べ方でした。私自身、カロリー制限や腹八分目をしてリバウンドをした経験があります。多くの方が、健康によい食べ方というと、実行・継続が難しいものと思ってしまうかもしれません。

しかし、**私が提案する「糖質をとる量を控え」「その分、たんぱく質と脂質をお腹いっぱい食べ」「食べる順番を意識する」という食べ方は、シンプルで、食事に満足感がもてる、無理のない食べ方です。**

これが「ロカボ」と呼ばれる食べ方です。

Chapter 2、3でその科学的根拠を含めて詳しくご紹介させてください。

エビデンス（科学的根拠）をもとに、最新医学から導く「食べ方」

ロカボとは、思わず「こんなうまい話がある？」と思うような、おいしくて楽しい食べ方です。

- **おいしいものをお腹いっぱい食べられてストレスがない**
- **20歳の頃の体重・体形におのずと近づく**
- **身近なコンビニやスーパーマーケットの食材で手軽に続けられる**
- **家族全員にメリットがある**

こうしたメリットについては、後ほど述べていきますが、その前に、巷（ちまた）に数多（あまた）ある健康的な食事法について信用できるかどうか（因果関係をもってメリットとの関係性を証明できているかどうか）を判断する際の、科学的根拠のレベルというものについてご理解ください。

本書は、医学情報、いわゆる「科学的根拠（エビデンス）」に基づいて記載をしていきます。ここでお知りおきいただきたいのは、**科学的根拠とひと口に言っても、個別の臨床研究の信頼度（どれだけ強く因果関係を示しているのか）にはレベルがある**ということです。

もっとも高いレベルは「無作為比較試験」。以下、「コホート研究（別名・観察研究）」「非無作為比較試験および症例・対照研究」「症例報告」と続きます。

さらにその下に動物実験や細胞・分子レベルの実験研究までレベルがありますが、動物実験や細胞・分子レベルの実験研究で臨床判断（たとえば、人の食事をどうするべきかの判断）をすることが許されないことはご理解いただけると思います。それと同じように、人を対象とした臨床研究にも判断の根拠にしてよいかのレベルがあるのです。

各レベルの詳しい解説は避けますが、ネット情報などには「科学的根拠がある」と言いながら、エビデンスレベルの低い（コホート研究以下の研究は因果関係があるかどうかを検証できないので、エビデンスレベルは低いといってよいでしょう）情報に基づいているものも含まれているとご理解ください。バイアスや交絡因子と呼ばれる要素に左右されず、因果関係を直接確認できる研究は無作為比較試験だけなのです。

本書は基本的に無作為比較試験がある情報については、無作為比較試験を基にお話を進めます。そうでない部分については、それが観察研究であったり、動物実験であったりということを明記します。私からの情報であっても、その分を差し引いてお読みください。

医療従事者がエビデンスレベルをよく理解せず、情報を発信しているケースも見受けられます。どうぞ、本書のように、エビデンスレベルを踏まえているかどうかをご自身の目で判断なさってください。

このように、情報の信頼度を判断する能力をリテラシーと呼ぶそうです。どうぞ、医学情報に対するリテラシーを高め、無用の情報に振り回されないことを願います。それが、「糖質疲労」を知っていただきたいことと並ぶ、本書の願いです。

では、イントロダクションの最後に「糖質疲労の定義」を明記しておきます。
この糖質疲労を解消して、心身ともに軽やかに、思う存分にいまの人生を楽しみつつ、同時に、未来の健康への備えを盤石にしてください。

「糖質疲労」とは

食後高血糖および血糖値スパイクにより、

①食後に、眠い、だるい、食べた量の割にはすぐに小腹が減る、集中力がもたない、イライラしている、と自覚する状態

②右の状態を自覚せずとも周囲から指摘される状態

あるいは、

③ご自身で「食後血糖値」を測定して140㎎／dℓ以上になっている状態

糖質疲労／もくじ

Introduction

今日のパフォーマンスと、未来の健康を脅かす「糖質疲労」

その眠気、「糖質疲労」かもしれない

Chapter 1

体にいいはずの健康習慣が・・・・「糖質疲労」を招いている!?

朝の〝ヘルシー習慣〟。それって正しい？

意外とやってる血糖値スパイクを招くランチ習慣

食卓に並ぶ意外なメニューが「糖質疲労」につながる!?

間違いだらけの「飲み方」

糖質疲労で「老化」はこう進む

意外な健康習慣が糖質疲労を招く?

Chapter 2

「糖質疲労」は単なる疲労じゃない！その本当の怖さとは？

なぜ、日本人で糖質疲労が増えているのか

糖質疲労はなぜ放置してはいけないのか？

Chapter 3

糖質疲労を解決する「うますぎる食べ方」

糖尿病専門医自らも大変身！　糖質疲労を解決する「7ルール」

お米もパンも食べていい！　ゆるい「糖質コントロール」

ファストフードも甘いものも「禁止しなくていい」食べ方

老若男女みな取り組んでOK！「ロカボ」な生活

Chapter 4

調べてみよう！　あなたは糖質疲労？

装丁　井上新八
本文デザイン　石川清香（Isshiki）
構成　下平貴子
写真　金田邦男
図版　米川リョク
本文DTP　髙本和希（天龍社）
編集協力　鷗来堂
編集　橋口英恵（サンマーク出版）

Chapter 1

体にいいはずの健康習慣が「糖質疲労」を招いている!?

朝の〝ヘルシー習慣〟。それって正しい？

いまこそ「本物の健康習慣」を見直そう

２０２３年５月、世界保健機関（ＷＨＯ）が新型コロナウイルス感染症（ＣＯＶＩＤ－19）に関する「国際的な公衆衛生上の緊急事態を終了する」と表明しました。重症化する人は減っているものの、残念ながら罹患する人はいまもまだまだ多いのですが、それでも、この数年間のＣＯＶＩＤ－19で健康の大切さを改めて認識なさった方は多いようです。

そして、このＣＯＶＩＤ－19で重症化リスクをもっている方として、免疫抑制剤を投薬されている方たちなどと並んで糖尿病の方もあげられていました。糖尿病専門医である私にも、**なぜ、高血糖が重症化リスクになるのか**とのご質問がよく寄せられます。

正確な機序はまだ完全には解明されていないものの、高血糖で免疫力が低下してしまうことはよく知られています。その機序の少なくとも部分的な説明として、**高血糖で免疫チェックポイント（免疫が攻撃するか否かを見分ける検問所のような場所。本庶佑先生が発見しノーベル賞を受賞なさっています）の発現が増え、免疫反応が眠らされてしまうこと**が報告されています。

糖質疲労の自覚がある方には、ぜひ、健康的なライフスタイルとは何か、をこの機会に改めてお考えいただき、血糖変動の怖さをお知りおきいただきたく思います。

この章で紹介する残念なライフスタイルを採用し、食後高血糖（それはすなわち、糖質疲労でもあります）から免疫力の低下を招いていないか、チェックしてみてください。

「朝食にフルーツ」はやってはいけない食べ方だった

「朝のリンゴは金」という言葉が以前ありました。朝はフルーツを、という習慣の方も多いかもしれません。果物の入ったこだわりのスムージーや色鮮やかな搾りたてのフレッシュジュース。健康のために、とこうした習慣を取り入れている人もいらっしゃるのではないでしょうか？

しかし、こうした朝食メニューは、食後高血糖・血糖値スパイク予防の視点で見ると、お勧めできない食事のとり方です。

確かに果物はビタミンや食物繊維を摂取するのによい食材ですが、それらは野菜でも摂取することが可能な栄養素です。**果物には果糖をはじめとする糖質が豊富に含まれているのが問題です。**よくおいしさの印のようにして記載される「糖度○％」という言葉は、その果物100ｇの中に○ｇの糖質が含まれているという意味です。

果物に多く含まれる果糖は体内で中性脂肪に変わり、肥満や脂肪肝を引き起こしやすく[1]、血糖値を下げるホルモン・インスリンのはたらきを弱めることが報告されています[2]。長期的に見たとき、高濃度で果糖が含まれる果物をふんだんにとる食習慣は、脂肪肝や脂質異常症や糖尿病を発症させるリスクになるのです。

ラスティグ先生というカリフォルニア大学の教授によると、果糖は体内に入ると肝臓でだけ処理されるそうです。10〜20%はブドウ糖に変換され、残る80〜90%は果糖のままで処理されますが、利用しきれないと、中性脂肪に変換されて血液に放出されたり(脂質異常症)、肝臓にこびりついたり(脂肪肝)するのです。やがて(数か月で)肝臓のブドウ糖放出が高ぶって血糖値も悪くします[3]。

ところが食べた直後の血糖値測定では、果糖ではなく血中のブドウ糖の濃度が測られるので、直接的にはさほどの血糖値の上昇はみられません(摂取した果糖の10〜20%分だけ)。そのため果糖を多く含む果物は全般的に「血糖値を上げにくい食品(後でご説明しますが、低GI食品)」と言われるのです。

これは短期的な現象であり、やがて、脂質異常症や脂肪肝のみならず高血糖を生みます。朝フルーツは、決してヘルシーな習慣とは言えないのです。果物=健康というイメージは、かつてのビタミンB_1不足による脚気の影響でしょう。現在では、果物を過量に食べてしまうことは金どころか「禁」なのです。

また、果糖はブドウ糖以上にたんぱく質と結合する糖化反応（63ページ）を起こしやすく、ブドウ糖やでんぷんといったほかの糖質よりも心臓病など、健康上のトラブルにつながる可能性も指摘されています[4]。

昨今、非アルコール性の脂肪肝になる人が増えていて、中高年に限らず、若い女性にもみられます。その主たる原因が、果糖だと私は考えています。ケーキバイキングで、ケーキばかりか、フルーツもお皿にこんもりと盛ってぺろりと食べる姿をテレビで見ますが、フルーツの果糖はケーキと同じくらいに危険なのです。

なお、そもそもバイオリズムの影響で、早朝は「血糖値が急激に上昇しやすい」タイミングです。「朝のおめざ」の習慣も流行りましたが、血糖値が上がりやすい朝にさらに甘いもので追い打ちをかける行為です。血糖値の急上昇を防ぐために、朝食は、ほかの食事以上に**「より糖質控えめ、よりたんぱく質と脂質を十分に（ふんだんに）」**を強く意識することが望ましいのです。

ただし、果物を完全に禁止する必要はありません。冒頭で触れさせていただき、あとで詳述させていただくロカボという食べ方では、嗜好品の糖質量は1日10gまで。リンゴなら1／4個程度、イチゴなら6粒程度、ミカンは1個程度となります。

「朝なら何食べてもOK」はウソ

前項で申し上げたように、早朝は血糖値が上昇しやすいタイミングで、何も食べていなくても血糖値が勝手に上昇する人がいます。これを**「暁現象（dawn phenomenon）」**と呼びます[5]。「朝なら何を食べても太らない」「どうせ糖質を食べるのであれば朝がよい」「朝食で血糖値を上げて体を目覚めさせる」とお考えの方もいらっしゃるのですが、これは食後高血糖のリスクをかなり高めます。

SNSでヘルシーかつスタイリッシュな朝食として「シリアル＋低脂肪乳＋ハチミツ」というメニューを見ることがあります。

シリアルはそれだけでも糖質（でんぷん）がたっぷりなことが一般的で、ドライフルーツが入っていれば果糖もたっぷりです。

牛乳はせっかくたんぱく質と一緒に脂質がとれるチャンスなのですが、低脂肪製品が選ばれていては脂質が摂取できませんし、果糖たっぷりのハチミツをかけてはさらに高糖質です。

食後高血糖・血糖値スパイク予防の視点から望ましい朝食は、「糖質控えめ、たんぱく質と脂質を十分に(ふんだんに)」ですが、このメニューはまさにさかさまの発想。食べ続けたら太りやすくなり、糖質疲労や血糖異常のリスクが高まります。

私は家族とともにロカボを実践していて、1食の糖質量は20g以上40g以下を意識しているのですが、暁現象を考慮して、朝食では私も妻も糖質をギリギリ20gにしています。

そしてたんぱく質と脂質を十分にとります。**朝食でたんぱく質と脂質を十分にとっておくと、その後、一日中、血糖値が上がりにくくなり、消費エネルギーが増えるからです[6]。**

私自身、かつては糖質疲労を感じていたひとりです。昼食を食べた後の外来では、強い眠気に襲われ、集中力が途切れそうになる日々を過ごしていました。いま、ロカボを実践している私にそのような悩みはありません。

ちなみに、とある私の休日の朝食メニューです。

・チーズたっぷりオムレツ（1人前に「卵3個」使用）
・ツナサラダ（オリーブオイルをたっぷりかけて）
・ブランパン（バターはたっぷり）
・無糖、高脂肪タイプヨーグルト（人工甘味料をかけてかき混ぜます）
・ナッツ
・コーヒー（生クリーム入り）

家族そろってバターやオリーブオイルは大好物なので、ちょっと贅沢をして、おいしいものを選んで食べています。おいしい油は、食事の満足感を格段に上げてくれます。こうした食事で、朝から気分も上がります。

普段、食事を摂生しようと思っている人（腹八分目が健康によいと思っている人）は、この献立を見て、食べすぎや脂質のとりすぎを懸念されるかもしれません。

しかし、どうぞご安心ください。

このような食習慣で内臓脂肪が増えることも、血中コレステロールがハネ上がることもありません。逆に血糖値や中性脂肪値は下がり、食後の眠気から解放され、パフォーマンスが向上することでしょう。

脂質やカロリー摂取量についての誤解は、次章以降で詳しく紹介しますが、結論を先にいえば、２０２３年時点の世界の医学的見地に照らせば、少なくとも糖質疲労を感じている方に、「脂質やカロリーの摂取の過剰はありえない」のです。

「スムージーだけ朝食」で糖質疲労に

忙しい朝、健康や美容のためにスムージーを朝食がわりにしている人も多いようです。**スムージーすべてが悪いわけではありませんが、果物と野菜だけを材料とし、ほかには何も食べないとしたら、糖質疲労を招く最悪の朝食になることでしょう。**

スムージーの中の果糖の問題は先に述べたのでここでは割愛しますが、スムージーだけではたんぱく質や脂質が圧倒的に不足します。

朝食でこそ意識すべきなのが、「糖質控えめ、たんぱく質と脂質はしっかりと」です。

朝はお忙しいという方は、ゆで卵、チーズ、ナッツなどを常備するとよいでしょう。

朝食に時間のとれる方であれば、サラダの上に缶詰のツナを載せたり（さらに、マヨネーズ、オリーブオイルもお好みで好きなだけかけます）、ベーコン入りの卵焼きを焼いたり、バター・チーズたっぷりのオムレツもよいでしょう。

こうした「糖質控えめ、たんぱく質と脂質はしっかりと」の朝食であれば、スムージーを最後に飲むことで、安心して楽しめる、食後高血糖（糖質疲労）を招かない朝食となるでしょう。

なぜ、たんぱく質と脂質の摂取が重要なのかは、後述します。

「小麦粉を米粉や全粒粉に」してもほぼ〝無意味〟

自宅でパンが焼ける家電も人気で、朝には焼きたての手作りパンを楽しむ人も多いでしょう。中には、健康志向で、小麦粉は使わず、米粉やそば粉にするという方が増えているようです。その目的を考えると、多くの方はグルテンフリーを意識なさっているのだと思います。

確かに欧米人ではグルテン(小麦たんぱくの一種)に対するアレルギーをもつ人の割合は高く、グルテンを含有しない米粉やそば粉に変更することで体調がよくなるという方はいらっしゃいます。テニスプレーヤーのジョコビッチさんがグルテンフリーの食事にしたことでパフォーマンスが上がったことは有名です。

しかし、グルテンアレルギーをもたない人がグルテンフリーにすることで得られるメリットはとくにありません[7]。

また、小麦ならば全粒粉を、という方もいらっしゃるでしょう。しかし、全粒粉は小麦の表皮、胚芽、胚乳をすべて粉にしたものであり、精製小麦粉より食物繊維やビタミン、ミネラルは豊富ですが、低糖質というわけではないのです。精製された小麦粉と全粒粉、米粉、そば粉、雑穀も、「糖質を多く含む食品」という意味で違いはありません。**食後高血糖（糖質疲労）を招くかどうか、という点で見ると、小麦粉、米粉、そば粉、全粒粉に何ら差異はないとお考えください。**

なお、炭水化物のうち、食物繊維を除いた部分を「糖質（文部科学省の四訂日本食品標準成分表で記述された栄養素）」あるいは「利用可能炭水化物（七訂および八訂日本食品標準成分表で記述された栄養素）」と言います。

正確には糖質と利用可能炭水化物の定義にはわずかな差異はあるのですが、ここでは便宜的にすべて糖質という用語に統一します。

文部科学省が運営する「食品成分データベース」（https://fooddb.mext.go.jp）によると、小麦や米粉を使ったパンの糖質量は次のとおりです。

・小麦ロールパン50gの糖質量は22・9g

・小麦全粒粉パン50gの糖質量は21・0g
・米粉パン50gの糖質量は25・4g

糖質疲労予防を考えると、これらの粉を使い分ける理由はないことをご理解いただけると思います。

最近市販されるようになった低糖質パンの材料として使われるのは「ふすま」と「米ぬか」と「大豆」です。「ふすま」を使用したパンはコンビニやスーパーマーケットでは「ブランパン」の名を冠して販売されていることが多いです。「ふすま」は小麦の表皮だけを粉にしたもので、胚芽を含みません。「米ぬか」は米の表皮部分のことで、最近では「米ぬか」を使用したパンも商品になっているようです。また、レストランによっては、「大豆粉」を使っているお店もあるそうです。

我が家でよく食べているブランパンを例にあげますが、十分に満足できる1食分（例、朝食時ブラン食パン2枚／約75g）で糖質11g。これは一般的に流通している食パンと同量で比べたとき、糖質60％オフにあたります（日本食品標準成分表

2020年版に基づく比較)。普通のパンを食べたいときは、8枚切りあるいは12枚切りの食パンを食べます。そのときには、パンを覆い隠すくらいのバターか滴るほどのオリーブオイルに浸すことで、おいしさを享受しつつ、血糖値上昇にブレーキをかけるようにしています。後述しますが、**油脂は(たんぱく質もそうですが)食後高血糖を予防してくれる頼もしい味方なのです。**

なお、そば粉も糖質が多いという点では同様に血糖値を上げます。そばについては後で(糖質かぶせについての注意という中で)触れさせていただきます。

もったいない! 低脂肪〝加糖〟ヨーグルトで血糖値を爆上げ!

朝食にはヨーグルトを食べているという方も多いことでしょう。低脂肪牛乳と同様最近は低脂肪を売りにしている商品が多いように感じます。しかも、そこには砂糖や果物が添加されていることがほとんどです。

確かに朝のヨーグルトはたんぱく質を手軽にとることができ、発酵食品として腸内環境にもよい影響を期待することができますから、朝食メニューに入れることはよいことだと思います。実際、私もほぼ毎日食べています。ただ、「低脂肪」ではもったいない!

私がこだわっているのは高脂肪で砂糖・果物が添加されていないものということです。砂糖や果物が添加されることで糖質を豊富に摂取してしまうと、それにより血糖値が急峻に上がりやすくなり、さらには中性脂肪値も上昇しやすくなってしまうことでしょう。

ヨーグルトにはもともと牛乳の時点から100㎖あたりで5gほどの糖質(乳糖など)が含まれています。わざわざ砂糖や果物を加えてしまっては、食後高血糖によって腸内環境が悪くなってしまうかもしれません。せっかくの発酵食品の摂取が台無しです。

なお、「糖分控えめ」をうたっているヨーグルトは多くの場合、添加している砂糖の量が少ないということにすぎません。「糖分控えめヨーグルト」を見つけたと思ったら、本当にその商品の糖質が本来のヨーグルトの糖質量より減っているのか、単に加糖量がほかの商品より少なめで、糖質量としては本来のヨーグルトよりも増えてしまっているのか、必ず栄養成分表示で確認してください。

朝食ぬきは昼下がりの「糖質疲労」に直結!

若い方たちの朝食欠食率の高さが問題になっています。摂取するカロリー量で健康や体重の管理を考える人にとっては、それは大きな問題ではないかもしれません。**しかし、問題にすべきは、摂取するカロリー量よりも、食後高血糖です。その点では、朝食はしっかり食べたほうがよいのです。**

以前報告された研究の結果です。1日「3食きちんと食べる」「朝食ぬき」「朝食と昼食ぬき」の3つのパターンで、血糖値の上下動を比較した研究では、血糖値がもっとも安定していたのは3食を食べたグループでした[8]。

一方、朝食などどこかの食事をぬくと、次の食事の後の血糖値が急激に上昇していました。

朝食ぬきは昼食後の食後高血糖（すなわち昼下がりの糖質疲労）を招くということです。

しかも、別の研究の結果では、朝食のメニューだけ糖質を控えるようにレシピを届けるだけで、脂質を控える朝食メニューのグループよりも1日の血糖変動が安定していました[9]。また、レシピ指導を受けたのは朝食のレシピだけで、それ以外の食事は自由に摂取してもらったのですが、1日のカロリー摂取も、糖質を控えたグループで少なくなっており、とくに異なっていたのが昼食のカロリー摂取だったのです。朝食のレシピは糖質を控えるレシピも脂質を控えるレシピも同じカロリーになるようにしてありましたので、1日のカロリー摂取に違いが出たのは、**「朝食のたんぱく質・脂質が多いと、満腹感が続いて、昼食を中心にカロリー摂取がおのずと少なくなるから」**ということだったのです。

そのメカニズムはChapter3で後述しますが、つまるところ、朝食はたんぱく質と脂質でしっかり食べる。ただし、糖質は軽めにする。それが1日の糖質疲労を解消する朝食スタイルなのです。

意外とやってる血糖値スパイクを招くランチ習慣

糖質疲労を助長する「糖質かぶせランチ」

私がその昔——糖質制限の概念がまだ時代的に科学的証明が不十分で、私自身がカロリー制限や脂質制限を信奉していた頃です——やせたいと思ったときに選んでいたランチが、「おにぎりと野菜ジュース」「ざるそばと食後のそば湯」といったメニューでした。また、私自身はやったことはありませんが、コンビニのレジに並ぶ列でよく見かけるのが「おにぎりとスープ春雨」というメニューです。

昔の私も含め、本人は真摯に、健康によい選択をしたつもりでも、これは逆効果なのです。

なぜならこれらのメニューは完全な**「糖質かぶせ」**だからです。ダブル炭水化物ともいわれるようですが、ここでは食物繊維も含む炭水化物という表現を避け糖質の重ね食いを「糖質かぶせ」という言葉で表現しています。

おにぎりは白米ばかりで糖質が栄養素のほとんどですし、野菜ジュースも同様です。ざるそばやそば湯も栄養素のほとんどが糖質です。春雨は緑豆でんぷんが原材料であり、やはり栄養素のほとんどが糖質です。春雨としらたきは似ているようで非なるものなのです（しらたきは糖質量が極めて少ない食材です）。

「炒飯&ラーメンセット」も糖質かぶせという点で同じです。

「炒飯&ラーメンセット」は「おにぎりと野菜ジュース」よりもたんぱく質と脂質が追加されているという点ではましかもしれませんが、糖質かぶせという点では同等であり、食後高血糖（糖質疲労）を予防するにはブレーキとしての力が不足していることでしょう。

「そばならOK」は誤解だった

そばやそば湯は糖質が多くて食後高血糖を招くと私がいうと、驚く方が多いのです。それは、そばが低GI食品として有名だからでしょう。

GIとはGlycemic Index(グライセミック・インデックス)を省略した言葉です。GIは食品中の炭水化物がどれだけ血液中のブドウ糖の量を上げるかを示す数値であり、50gのブドウ糖を基準(100)として表現します。低いほど血糖値を上げにくいことを意味し、GI値が55以下だと低GI食品とされます。

そばのGIは54とされ、主食(穀類)としては、確かにGIの低い食材です。

しかし、こんな研究結果があります。①高糖質・高GI食、②高糖質・低GI食、③低糖質・高GI食、④低糖質・低GI食の4種の食事を食べた場合の食後の血糖値の上昇具合を見ると[10]、もっとも血糖値を上げたのは①高糖質・高GI食でしたが、その次に血糖値を上げていたのは②高糖質・低GI食でした。一方、③低糖質・高G

I食と④低糖質・低GI食では、③低糖質・高GI食のほうが血糖値を上げていましたが、その差はわずかでした。

要は、糖質摂取が多いときにはGIの多い少ないに意味がある（血糖値上昇に差異を作る）ものの、低糖質にする方がGI値にかかわらず食後高血糖を食い止める力が大きいということです。別な表現をすれば、**そばは低GIであっても、糖質摂取量が多ければ血糖値を上げてしまうということです。**その意味で、そば＋そば湯には大きな問題があるのです。

ただ、どうしてもそばを食べたい、という方もいらっしゃるでしょう。そうした方には、ぜひ、**たんぱく質や脂質の力で血糖値上昇を抑えることをお勧めします。**

まずは、朝食でしっかりとたんぱく質と脂質を摂取しておき、さらに、ランチにおいても、そばの前にたんぱく質の豊富な卵焼きや脂質たっぷりのドレッシングをかけた野菜サラダを食べておくことで、ある程度食後高血糖の予防になります[11][12][13]。この食べ方でそばランチの後に感じていた昼下がりの眠気がなくなったなら、大成功ですね。

なお、「とろろそば」は健康的なイメージがありますが、とろろ芋が糖質豊富なので糖質かぶせになることはお知りおきください。せめて鴨南蛮か天ぷらそばにしておいたほうがましというものです。

また、低GI食と同様に取り入れられることがあるのが、「白い食べ物＝白米や精製された砂糖など」をやめ、「黒い食べ物＝玄米や未精製の黒砂糖など」に変えるという食べ方です。

見た目が黒や褐色ならばヘルシー。多めに食べても大丈夫。そんなイメージを抱く方もいらっしゃるようです。確かに、褐色の部分に食物繊維が存在していることが多く、若干の血糖値上昇抑制作用があるかもしれません。しかし、先ほどのGIと同じで、糖質量が多ければ、その血糖値上昇抑制作用は不十分となります。

玄米は白米にない栄養がとれることは確かですから、玄米がお好きな方は玄米にしていただいてよいのですが、糖質量を意識する必要があるという点は白米と同じであることをご認識いただければと思います。

ヘルシーの代名詞「サラダチキン」の落とし穴

サラダチキンだけ、デスクでかじっておしまい。そんなランチをなさっている方も多いでしょう。

確かに手軽で高たんぱくという点では本当に理にかなっています。ただ、サラダチキンには落とし穴があります。**それは脂質が足りていないということです。**

そもそも、たんぱく質だけを食べても、エネルギー摂取が足りていないと、食べたたんぱく質が破壊されてエネルギー供給にまわされてしまい、筋肉などの細胞の材料にはならないのです。

エネルギーにするために分解されたたんぱく質から生み出される尿素という物質が腎臓に負担をかけるのではないかと懸念している人もいます。実際には腎臓への負担を懸念する必要がないという論文もあるのですが、せっかく食べたたんぱく質を筋肉や内臓の新陳代謝に利用できないのはもったいないことです。

それ以上に大切なのは、たんぱく質と脂質には、それぞれ独立した機序で食後高血糖を予防・是正してくれる力があるということです[14][15]。

脂質の摂取が少ないと食後高血糖（糖質疲労）を予防する力がサラダチキンのたんぱく質一辺倒ということになり、それでは脂質の分だけ力不足となります。もし、昼下がりに差し入れのお菓子をもらった場合、脂質を摂取していなかったがために糖質疲労を招くということになりかねません。

そもそも多くの人が「サラダチキン」を愛用する理由は、たんぱく質をエネルギー源とするためではなく、たんぱく質を「体をつくる材料とし」、余計なカロリーを摂取して太ることを避けたいからだと思います。

幸い、**脂質を控えても（糖質を控える場合に比較して）カロリー消費が1日約300kcal減少してしまい、（つまり代謝が落ちるということ）減量には無利益だという論文があります**[16]。どうぞ安心して脂質を摂取しましょう。

そして、サラダチキンを食べるときには、脂質をプラスすることをお忘れなく。

食卓に並ぶ意外なメニューが「糖質疲労」につながる!?

ヘルシーイメージの「和食」には〝隠れ糖質〟が多い

和食はヘルシーなイメージがあります。しかし、実際には、隠れている糖質が多いこともあるので、注意が必要です。

〝和食はヘルシー〟というイメージは、カロリーが少ない、油脂の使用量が少ないということに由来しているものと思います。肉の脂身を気にして、どの部位のお肉にするかや大豆ミートに替えようか、ということに気を遣う人もいらっしゃるでしょう。しかし、その際に、本来目を向けるべき糖質量に意識が向かわず、結果として、カロリーや油脂が少なくて糖質が多いという、典型的に食後高血糖、すなわち糖質疲労を招くメニューにしてしまうことがあるのです。

上白糖大さじ1杯で7・9g、みりん大さじ1杯で7・8gの糖質量となります。おにぎり1個の糖質量が約40gですから、おかずでこうした味つけの中で糖質を摂取し、さらに、主食を食べてとなると、容易に糖質過多を招きます。

しかも、こうした調味料に含まれる糖質は、実際にどれほどの量か外食のメニューとして提供された中では把握することは不可能です。食べて「甘い」と感じるほどでなくても、知らぬ間に糖質疲労を招きかねないということを認識していただきたいと思います。

とんかつ屋ではヒレよりロースのほうがいい

とんかつもみなさんが大好きなメニューでしょう。多くの方は「揚げ物の油脂が問題」と思うかもしれません。揚げることで油脂を摂取するので、ロースをやめてヒレにしようとなさる方も多いと聞きます。

しかし、前述のように、**油脂は摂取することで血糖値上昇を抑制してくれます**[15]。**油脂ではなく、問題はとんかつの衣(パン粉。1枚で糖質20〜30g)やとんかつソース(大さじ1杯5・6g)に多く含まれる糖質です。**

私も学生時代は、とんかつソースをおかわり自由のキャベツにたっぷりかけて、考えると糖質かぶせで食べてしまっていました。しかし、むしろ、とんかつを楽しむのであれば、ヒレでもロースでもOK。油脂の多いロースのほうがよりいいくらいです。一緒の白米の量を軽くし、味つけをソースよりもおろしポン酢や塩レモンにしていただくといいでしょう。

また、楽しく鉄板を囲むお好み焼きも、問題は「豚バラ」や「マヨネーズ」ではありません。糖質量として多いのは、素材としての粉そのものとお好み焼きソースです。

お好み焼きソース(大さじ1杯7・1g)は大さじ1杯では済まない量を塗っている方も多いかもしれませんが、**ソースよりもマヨネーズをメインに塗りつけて、豚バラをたっぷりにする**ことが大切です。

小麦粉を山芋にすることで健康上のメリットをうたっているレシピもありますが、山芋もあくまで芋であり、糖質量が豊富ですので、ご注意ください。

さらに、みんなが大好きなカレーライスもお米の量だけを気になさる方もいらっしゃるようです。具材のジャガイモの糖質にお気づきの方もいらっしゃるかもしれません。しかし、日本で一般的なカレーのルーはとろみづけに小麦粉などの糖質豊富な食材が使われています。たとえば、市販のカレールーのキューブ1個で7・6gです。**カレーライスは糖質かぶせの上をいく「トリプル糖質」というわけで、要注意なのです。**

幸い、チェーン店のカレーライス店では、白米をカリフラワーに変更することで糖質量を減らせるお店もあります。食べるのをやめる、ではなく、工夫することで食べられるようにする、を心がけたいですね。

なお、寒い時期の和食に使用される餡のとろみ（中華料理の餡かけにも使われます）は片栗粉です。同様に、ごま豆腐などに使用されるのは葛粉です。片栗粉も葛粉もいずれも糖質そのものです。糖質量としてのカウントを忘れないようにご注意ください。

食後血糖値スパイクを起こす「三角食べ」

聞くところでは、ごはんとおかず、汁物などを交互に食べていく「三角食べ」が、行儀がよく、消化もよく、栄養バランスもとりやすいとされていたそうです。

一方、最近では、血糖値の吸収をゆるやかにするためとして、食事の最初に野菜を食べる「ベジファースト」[12]を実行する人が増えているようです。

確かに、献立の「食べる順番」は血糖値の上昇に影響します。そして「三角食べ」や「ベジファースト」より、**糖質疲労の解消には「カーボラスト」です。**

「カーボラスト」とは、糖質を最後に食べる、という食べ方です。**ごはんやパンなど糖質に手をつけるのは早くても「1口目を食べ始めてから20分後」**を推奨しています。

食べる順番で血糖値の上昇に抑制をかけられることを最初に示した論文は、「米↓野菜」「野菜↓米」において「野菜↓米」のほうが血糖値上昇を抑制していたというものでした[12]。ここから「ベジファースト」という言葉が生まれたのですが、その後、

「米↓肉」「肉↓米」「魚↓米」の中で「肉↓米」「魚↓米」が同等に血糖値上昇を抑制したことが報告されています[13]。

これまでのところ、「野菜↓米」「肉↓米」で比較した研究がないので、これらの研究結果からわかることは、**「野菜であれ、肉であれ、魚であれ、いずれが先でも構わない。米が最後であることが大切だ」**ということです。必ずしもベジファーストである必要はなく、ミートファーストやフィッシュファーストでもよいのです。これらを私たちは**「カーボラスト」**と呼んでいます。

さらに、「カーボファースト」「カーボラスト」「三角食べ」で血糖値の上がり方を調べたデータ[17]で、違いを確認すると、「カーボラスト」のパターンで食事をとった人だけ、血糖値の上下動がゆるやかで、食前から食中、食後を通じて概ね140㎎/dℓを下回っています。食後高血糖は起こらず、望ましい血糖値が保たれました。

「カーボファースト」と「三角食べ」は食事を始めて約30分で140㎎/dℓを超え、60分後のピーク時に血糖値が200㎎/dℓに迫った人もいました。そしてその後、反動で血糖値が急降下し、3時間後「カーボラスト」の人より低下していました。つまり、血糖値スパイクが発生しているのです。

こうした血糖値の変動の背景には、たんぱく質や脂質をとることによって分泌される「インクレチン」というホルモンが、血糖値の上昇を抑制する作用をもっていることが関係しています。

インクレチンについては123ページで後述しますが、知っておいていただきたいことは、**血糖値を上げるのは糖質だけ**だということです。**糖質を後回しにし、たんぱく質や脂質を先にとれば、糖質が入っていく頃にはインクレチンが作用し始めている、**というわけです。

インクレチンの分泌が始まるのは、食事を始めた20〜30分後と考えられます。「早食い」は避けるべきで、**糖質を食べるのは食事の1口目から早くても20分後**と申し上げたのは、こうしたことが理由です。

間違いだらけの「飲み方」

子どもに「オーガニックの果汁100%オレンジジュース」で大丈夫!?

子どもの健康によいと思って、果汁100%のジュースをお子さんに飲ませているお母様は多いのではないでしょうか?

おやつとして飲ませているという意識をおもちであればかまわないのですが（おやつには次の食事がしっかり食べられるようにとの制限がおのずとかかるはずです）、健康によいと思って無制限に果汁100%ジュースを積極的に飲ませることには私は反対です。

本章の最初（28ページ）に述べたとおり、**果糖は糖質の中でもとくに摂取を控えた**

い糖質です。オーガニックであろうと、無添加であろうと、果汁100%のオレンジジュースには果糖がたっぷり含まれています。果糖は、お子さんの身体を太らせる（体脂肪を増やす）ことにはつながりますが、必ずしも健康な肉体（内臓や筋肉）を作ることにはつながりません[18]。

また、オーガニックジュースには入っていませんが、**多くのジュースに含まれる異性化糖（高果糖液糖や果糖ブドウ糖液糖）は果糖の塊となります。**観察研究ですが、**異性化糖の使用量の増加と（小児を含めた）肥満症や糖尿病の発症率の増加に関連があることが知られています**[19][20]。

また、動物実験にすぎませんが、果糖の摂取が多いと、不安を感じているときに取るような不安行動が増えることが知られています[21]。

お子さんにジュースをはじめとしたおやつを選ぶときには、栄養成分表示をご覧いただき、商品のセールス文句ではなくて「栄養成分」で選択するという意識が大切です。

高齢者の熱中症予防に「スポーツドリンク」は危険

夏の熱中症や脱水を予防するのに、水分を摂取することが推奨されています。水分（やミネラル）を補給することは大切です。しかし、そのためにスポーツドリンクを飲むのはやめておきましょう。

10年ほど前、35度を超えるような酷暑が生じ始めた頃、血糖値が1000mg／dℓを超え、熱中症の高齢者が意識を失って病院の救急外来に搬送されることが頻発しました。

最初はあまりにひどい暑さのためかと思っていましたが、それにしても血糖値が高すぎます。治療をし、意識を回復された患者さんからよくよくお話をうかがうと、みなさんスポーツドリンクを飲んでいました。それも飲めば飲むほど、どんどんとのどが渇いたそうです。気づけば2Ｌのペットボトルを半日で飲んでいた方もいらっしゃいました。

考えてみれば、スポーツドリンクは500㎖あたりの糖質量が31g程度。別な形で表現するとスポーツドリンクは6200㎎/dℓのブドウ糖濃度です。血糖値は100㎎/dℓ程度ですから、圧倒的な濃度差があります。かいた汗の代わりにスポーツドリンクを置き換えるべく飲み続けていたら、気づかぬうちに（正確には高血糖で意識を失ってしまうので、気づけなくなるうちになのですが）血糖値が上がって脱水状態と同じことになるのもご理解いただけることでしょう。

実は、こうした病状は〝ペットボトル症候群〟と名づけられ[22]、医療者の世界ではスポーツドリンクは炭酸系の加糖ドリンクと同様に恐れられているのです。

熱中症や脱水予防には、（みそ汁や漬物を摂取なさっていれば塩分は十分以上に摂取していることになりますので）純然たるお水をしっかり飲むだけで十分なのです。

パフォーマンスアップに「エナジードリンク」を飲んではいけない

ご高齢の方の熱中症予防のスポーツドリンクと同様に、若者がパフォーマンスアップのために飲みがちなのがエナジードリンクです。

代表的なエナジードリンクは250㎖あたりで糖質量が27g。これを仕事始めに景気づけに1本飲めば、飲んだ直後は少し興奮感があるはずですが、やがて食後高血糖を呈して糖質疲労を招くことでしょう。

思わず、エナジードリンクの効果が切れたと思って、もう1本、さらに1本とほしくなることでしょう。**エナジードリンクを飲んで、元気になるけれど、途中でエネルギー切れを感じている方、それがまさに糖質疲労だと思ってください。**

糖質疲労のある方がエナジードリンクを生活習慣として取り入れていると、単にパフォーマンスを下げることになるばかりでなく、将来の病気を招くことになるでしょう。

「乳酸菌飲料」で腸内環境が悪化？

朝食のとき腸内環境を整えるため乳酸菌飲料をお飲みになるという方は以前からい

らっしゃいました。最近では、睡眠の質をよくしようとして、就寝前に乳酸菌飲料をお飲みになる方も増えているようです。

しかし、**食後の血糖値を上げてしまえば、腸内環境が悪化することが報告されています**[23]。腸内環境をよくしてくれるはずのドリンクで腸内環境を悪くするのは残念なことです。また、血糖値を乱高下させれば体が疲れてしまって（糖質疲労を生じて）眠りたくもなるかもしれません。しかし、それで深く眠れたところで血管を傷めてしまっているかもしれません。

何度も申し上げていることですが、ぜひ、パッケージに明記されている栄養成分表示をチェックする癖をおつけください。糖質が分けて記載されているもの（糖質量をご覧ください）と炭水化物しか記載のないもの（炭水化物量≒糖質量とお考えください）とがあります。ちなみに睡眠の質をよくするとうたっている乳酸菌飲料では、1本（200mℓ程度）あたり14〜27g程度です。これは角砂糖にして3〜5個分に相当します。

糖質疲労で「老化」はこう進む

美容ドリンクを飲めば飲むほど「老けて」いく!?

本書では、食後高血糖および血糖値スパイクによる疲労感を糖質疲労と呼び、その影響でのパフォーマンスの低下を予防していただくことを訴えようとしておりますが、実は、糖質疲労は美容にも影響しています。

お肌にはコラーゲン繊維というたんぱく質があり、これがお肌の柔軟性やもちもち感を作っていると考えられています。**実は血糖値が高くなると、たんぱく質に酵素反応（生体としての本来の作用）ではない形でブドウ糖が結合します。**このような反応を糖化反応と言います。糖化したたんぱく質は「AGEs（糖化最終生成物）」という物質を生み、たんぱく質としての機能が低下したり、構造としてもろくなったりします。これを糖化ストレスと呼ぶ方もいます。コラーゲンも糖化反応のターゲットとなり、構造がおかしくなります。**糖化したコラーゲンはＡＧＥｓにより糊づけ反応（cross-linkage）やぶつ切り反応（fragmentation）を生じ、結果として肌のしわが増えたりして見た目が老化してしまうのです**[24]。

一方、肌荒れの改善や肌のエイジングサインの予防のために、ドリンクタイプの商品がたくさん販売されています。しかし、もし、そうしたドリンクを愛飲なさっているのであれば、ぜひ、ドリンクに含まれる糖質量を栄養成分表示で確かめていただきたいのです。

たとえば、コラーゲンタイプのドリンクには糖質含有量が低いものから高いものまであります。また、飲めるお酢やビタミンC含有をうたっている商品もありますが、角砂糖4個分を優に超えた糖質を含有している商品もあります。美肌のためにしているることなのに、糖質を多く含む飲料で糖質疲労はおろか、お肌の老化を招いてしまっていたら哀しいことこの上ありません。

ちなみに肌だけでなく骨の基礎もコラーゲンですし、髪の毛の基礎もケラチンというたんぱく質ですから、AGEsによってダメージを受けます。

エイジングサインの肌の黄ぐすみ、たるみ、しわ、髪のハリツヤ、骨質の低下などが起こる原因に高血糖があり、その前兆として糖質疲労をとらえていただけたらと考えています。

また、血糖値スパイクを繰り返し起こしていると、血管の中では酸化ストレスが発生します[25]。人に備わる抗酸化力以上に、酸化ストレスが加わると、血管内壁を傷つけ、免疫反応に異常を起こし、血管内部で微小炎症が起こる原因になります。この酸化ストレスも全身の老いを加速します。

そして糖化ストレスと酸化ストレスは互いに増悪し合う負の関係性をもっているかもしれず、結果として、2つのストレスは様々な老化現象や病気の原因になるものと考えられています。

美容のためのセルフケアにおいても「糖質をとりすぎない」「血糖値を上げない」はファーストチョイスと言っていいでしょう。

「16時間ダイエット」「断食道場」は血糖値上昇に拍車

数多のダイエット法が流行しては消えています。その中で古くからあって、でも、私が糖質疲労を招くことを懸念しているのがファスティングと呼ばれる食事法です。ファスティングには、先に述べた「朝食ぬきNG」（41ページ）と同じ理由で、次の食事での血糖値を急上昇させる可能性がつきまといます。**意図的に長時間におよぶ空腹時間を作るのならば、次の食事の糖質を厳しく控える必要があるのです。**

断食をし、断食明けに糖質たっぷりの酵素ジュースを飲む。そんな断食道場もあるようです。断食で筋肉を削り、空腹時に糖質だけを入れて、血糖値上昇に拍車をかける……客観的には身体を傷めるだけのように思えます。

そもそも酵素はたんぱく質でできています。口から摂取すれば消化管内で消化（分解）され、確実に酵素としての活性を失います。何のための酵素ジュースなのか、学術的には説明できません。

一方、食べる量（カロリー）を制限するダイエットは、我慢するだけなので、簡単に取り組める一方、数週間もすると確実につらくなるのでリバウンドがほぼ必至という欠点があります[26]。

そもそもカロリー（エネルギー量）を正確に把握するのは不可能なため、感覚的に量を減らす「腹八分目」しか実践法がありません[27]。お腹が空いている状態に長く耐えて、筋肉を減らし、リバウンドで体脂肪を戻す……やはり客観的には身体を傷めるだけのように思えます。

ダイエット（体重の適正化）をめざすには、しっかりたんぱく質と脂質をとって、基礎代謝を上げることが大事。たんぱく質や脂質を活かしましょう。そして、食生活に潤いをもたせるため、適正な糖質摂取も必要になるのです。

意外な健康習慣が糖質疲労を招く？

「ランニング」もやり方次第で糖質疲労

健康や美容のためにランニングをしているという方はたくさんいらっしゃいます。走っているうちにハーフマラソン、ひいてはフルマラソンを目標にされる方もいらっしゃるかもしれません。

ただし、間違った方法では、糖質疲労に陥ってしまうこともあります。ランニングの際、「カーボローディング」と呼ばれる食事法があるのをご存じでしょうか。長距離ランナーなどが試合前に大量の糖質を摂取し、筋肉内のグリコーゲン量を上げ、持久力の最大化をねらう、という概念がカーボローディングです。

しかし、カーボローディングでパフォーマンスを低下させた経験のあるアスリートは相応にいらっしゃるようです。そうしたアスリートは、経験則として、**普段から糖質を控え、脂肪をエネルギーとして使える体をつくり、試合でも脂肪を燃やして持久力を高めるという「ファットアダプテーション」**[28]**という食事法**を採用しています。

カーボローディングの概念は、古く1967年の論文で、糖質制限をすると、筋肉内のグリコーゲン量が減っていて、筋肉内のグリコーゲン量と疲労困憊するまでの運動可能時間とが相関していたという研究に依っています[29]。この研究では、糖質制限食（高脂質食）に切り替えてからすぐに筋肉の検査をしており、脂肪に適応（ファットアダプテーション）する時間が不足していたことがわかっています。

通常、この適応（糖質をエネルギー源としている人が、脂肪をエネルギーとして使えるようになる）には、2〜4週間必要と考えられています。

さらには、疲労困憊までの運動可能時間と筋肉内グリコーゲン量とは無関係であり、低血糖こそが疲労困憊を決定していたとの論文がその後に出されています[30]。実は1967年の論文でも、筋肉内グリコーゲン量ではなく、低血糖が運動可能時間を決定しているとの解釈も可能な結果でした。

さらに、高糖質食（カーボローディング）と低糖質・高脂質食（ファットアダプテーション）を普段から実施しているアスリートの筋肉内のグリコーゲン量を調べた研究結果では、運動前の筋肉内のグリコーゲン量に差異はありませんでした[31]。そうなのです。**カーボローディングは筋肉内グリコーゲン量とは無関係だったのです。**

その後、アスリートたちは最大酸素摂取量の65％程度（中等度）の運動を3時間行い、直後にグリコーゲン量を測定し、さらに2時間安静にした後、グリコーゲン回復度を調べました。ちなみに運動後の安静時には、高糖質食の選手には高糖質ドリンク、低糖質・高脂質食の選手には低糖質・高脂質のドリンクが提供されました。

研究の結果は次のとおりです[31]。

運動前と同様、筋肉内のグリコーゲン量に食事法間での有意な差はありませんでした。

3時間の運動中、ファットアダプテーションの選手は安定して脂質を主なエネルギー源としていました。カーボローディングの選手は運動を開始した直後は著しくグリコーゲンをエネルギーとして消費していましたが、その後はグリコーゲン量が枯渇したためなのか、エネルギー源を脂質に切り替えていました。

グリコーゲンは体内に数百gしかありません。逆に脂質は体内に数キログラム蓄えられています。そもその量から考えても、**安定したエネルギー源として「脂質」をチョイスするファットアダプテーションは合理的**という考え方があるのです。

走る直前の「バナナ」「エナジードリンク」は糖質疲労を起こす

余談ながら、**大規模フルマラソンや駅伝で走る前に糖質を多く含むスポーツドリンクをランナーが飲むのには低血糖のリスクがあります**[32]。バナナやおにぎり、エナジードリンクなどでも同じです。運動前に高血糖を来すと、その後に急峻な血糖の下降が生じて（つまり、血糖値スパイクを生じて）糖質疲労を起こします。持久力が上がるどころか、パフォーマンスが低下してしまうでしょう。さらに、もっとひどくなると、完全に低血糖（70㎎／dℓ以下）になり、動けなくなってしまいます。本来、箱根駅伝の1区間やハーフマラソンといった20㎞程度（1時間強）の運動では、運動中のエネルギー補充はほぼ不要とされています[33]。それでも、箱根駅伝で低血糖で動けなくなる選手が出てくるというのは、運動前の糖質摂取に問題があるのでしょう。

食後高血糖を処理するためにはインスリンが遅れて多量に分泌されます。分泌されたインスリンにより、血液中の糖は脂肪細胞に放り込まれ、筋肉内でのエネルギーとしては使われません。脂肪をエネルギーとして利用できるかというと、それもできません。インスリンが脂肪細胞から脂肪を溶かし出し、エネルギーとして筋肉に取り込むことを阻害するからです。

それで走り続けるから、低血糖状態を招き、動けなくなるのです。トレーニングを重ねてきたはずの駅伝選手も、ここぞという場面で急に失速したならそのわけの少なくとも一部はこれです。

そしてそれだけでなく、**カーボローディングは高血糖の負の連鎖を生じる危険もあり、とくに日本人には向いていない**と思っています。

元来、欧米人と比べ日本人はインスリンの分泌能力が遅いのです[34][35]。欧米人に比べると、少ない糖質量でもインスリンが追いつかなくなって、血糖異常を起こしやすいのです。

そんな日本人がカーボローディングを行うと、かなりの頻度で食後高血糖が起こり、糖質疲労を生じ、パフォーマンスを低下させるでしょう。そして、普段から食後高血糖を呈することで様々な臓器の機能が低下し、糖を処理する能力も低下します。高血糖がさらなる高血糖を招く負の連鎖を生じるリスク大です。

一方、ファットアダプテーションは、ロカボと親和性が高い栄養法です。市民ランナーなら、ファットアダプテーションを意識してロカボに取り組むこともよいでしょう。パフォーマンスの最大化にメリットをもたらす栄養法となり得ます。ただ、繰り返しですが、ファットにアダプトするのに4週間の時間を取ってください。

ボディビルダーの糖質摂取は理にかなっているが身体を傷つける？

マラソンやトライアスロンのような持久系スポーツだけでなく、ボディビルダーの中にも（時期的に）カーボローディングのような食事をする方がいらっしゃいます。

ボディビルディングにおいては、もちろん、筋肉をつけるためにたんぱく質の摂取が必要ですが、その際に、インスリンをたくさん分泌させていると、より筋肉がつきやすいので、たんぱく質に加え、糖質をかなり摂取するのです。

確かにより筋肉がつきやすくなることは確かなのですが、同時に脂肪細胞にも糖質が取り込まれて中性脂肪に変換されるので、太ります。

ボディビルダーの世界では、試合直前まではたんぱく質と糖質で栄養をとり（極力油脂の摂取を控え）、試合直前になると徹底してたんぱく質と油脂で栄養をとるという食べ方が一般的だそうです。

確かにたんぱく質と油脂で栄養をとっていると、ファットアダプテーションと同様に脂肪を燃やそうとします。しかし、まだ4週間もたたないうちはアダプトしきれないので、脂質を利用しきれません。

そうなると、体脂肪を分解し、ケトン体という物質に変化させて燃やそうとします。結果として、脂質を食べていても（食べているからこそ）体脂肪を減らしてきれいなボディを作るということになるわけです（ケトン体については127ページで詳述します）。

これは、確かにボディビルディングのためには一見理にかなっています。しかし、糖質疲労（食後高血糖）を生じている場合には、頻回に血糖値スパイクを生じていることになります。気づけば若いのに動脈硬化症が進行しているということになりかねません。

一般に、オリンピック選手（オリンピアン）は同年代・同性の人に比較して寿命が長いことが報告されています[36]。運動そのものは寿命の延伸効果があるわけです。しかし、同じオリンピアンであっても、持久系のスポーツ（マラソン、競歩、自転車競技、クロスカントリースキーなど）に比較して、パワー系のスポーツ（重量挙げなど）

では、そうした効果が小さいことも報告されています[37]。ボディビルディングそのものはオリンピック競技にはありませんが、持久系スポーツ以上に食後高血糖を生じているのかもしれません。

ボディビルディングまでいかずとも、糖質入りのプロテインドリンクを飲んで食後に倦怠感を感じているビジネスパーソンの方は、ぜひ、糖質の入っていない（人工甘味料で甘味づけされた）プロテインドリンクに替えていただきたいと思います。

プロアスリートでも糖質疲労がある

実は、ファットアダプテーションの食事法をこれまで何人かのプロアスリートの方にお話ししてきました。数年前の書籍でご一緒したサッカーの長友佑都さん、最近、新聞の記事で対談させていただいたプロ野球の和田毅さんは、いずれも高い意識で自身の身体に向き合う中で、いまなら糖質疲労と呼べる体調不良を感じていらっしゃいました。そして、糖質の摂取がカギになっていることを（実は私がファットアダプテーションのお話をする前から）うすうす感じていらっしゃいました。

そして、私がカーボローディングでは糖質疲労を生じて、かえって体調を悪くするアスリートがいることや、ファットアダプテーションと呼ばれる（内容としてはロカボの）食事法でパフォーマンスを改善させたアスリートがいることをお伝えしたところ、すんなりとその概念を受け入れてくださったのです。

お二方が口をそろえておっしゃるのが、**疲れなくなったのでパフォーマンスを向上できたことと、足のこむら返りが減ったこと**です。

お二方のパフォーマンスの向上については、すでに欧米のアスリートでの糖質制限によるパフォーマンス向上の報告がありましたし[38]、また、持続血糖モニタリング機器でのお二方の血糖変動の改善も確認していましたので、十分に予測ができました。

しかし、こむら返りの改善はこれまでの論文や書籍での報告がありません。ただ、口をそろえておっしゃっているので、間違いのないことだろうと期待しています。

考えてみれば、こむら返りはその機序の解明がまだまだ不十分です。ことによると細胞の内外での様々な物質の濃度の差異（たとえば筋肉細胞内のブドウ糖濃度と血液中のブドウ糖濃度の差異）が大きいと、筋肉の細胞膜が不安定になり、こむら返りを起こしやすくなるのではないかと想像しています。

その意味では、パフォーマンスの向上だけでなく、ケガの予防にもよいのではないかと思います。

Chapter 2

「糖質疲労」は単なる疲労じゃない！その本当の怖さとは？

なぜ、日本人で糖質疲労が増えているのか

「手軽でおいしい」食事は糖質に偏りがち

Chapter1では、健康的だと思って実践していた生活習慣が、実は、糖質疲労を生むことにつながりかねないということをお話ししました。このChapter2では、糖質疲労の先で何が生じるのか、なぜ糖質疲労を放置してはいけないのか、ということをお伝えしていきます。ただ、それに先んじて、個人の生活習慣だけでなく、社会環境が糖質疲労を増やしているという話を記載させてください。

現代社会はタイパ（タイムパフォーマンス）という言葉が生まれるほど、多くの人

が最小の時間で最大のメリットを求めようとしています。それは、多くの人が多忙で、時間的なゆとりがなくなっていることの証左だと思っています。結果として、朝食ぬきや早食いが習慣になっているという人が多くなっているように思います。

こうした食生活は、朝食でのたんぱく質・脂質摂取による血糖値上昇ブレーキをなくしているため（Chapter3で詳述します）、ランチ後の食後高血糖を起こしやすくしています。

また、それとは別に、女性によくみられるパターンとして、やせることを目的に、通常の食事を軽くしようとして、かえって間食が多くなり、間食によって糖質を過食ぎみという方が多くいらっしゃるように感じています。

実際、間食として手軽に食べられる食品は、多くが糖質中心の食品です。常温で保管できるおいしいものばかりを求めていると意図せぬうちに糖質過多になってしまうのかもしれません。たんぱく質や脂質の多い食品は冷蔵庫でないと保存しにくい食品が多い一方で、糖質中心の食品は常温で保存しやすいものが多いのです。

タイパやダイエットを意識して間食が多くなると、おのずと糖質摂取が増えやすい

ということはご認識いただきたく思います。

「バランスのよい食事」が実はあまりに高糖質

また、「バランスのよい食事」と称して、糖質過多の食事が推奨されているという現実があります。

一般的に「バランスのよい食事」というフレーズがあり、何らかの三大栄養素比率（たんぱく質：脂質：炭水化物でPFCバランスなどとも言います）によって万人の健康が増進されるかのように言われがちです。

たとえば日本では、日本人の食事摂取基準（2020年版）に「炭水化物50～65%、脂質20～30%、たんぱく質13～20%」がよいバランスであるかのように記載されています。しかし、これは本当なのでしょうか？

実は、欧米のガイドラインでは、万人にとってベストの栄養素比率は存在しないと明記されています［39］［40］。

では、どんな理由で日本人の食事摂取基準のバランスが決定されているのかを確認すると、これが非常に「いい加減に」取り決められたものだということがわかります。

日本人の食事摂取基準における三大栄養素比率においては、最初にたんぱく質が設定されています。体内で合成できないアミノ酸（必須アミノ酸）が不足しないように下限（13％）が決まり、上限については根拠なく20％としています。

これは、たんぱく質比率が35％までは問題はなかったという2018年の論文[41]を引用しつつ、たんぱく質比率20％以上は安全面での今後の検討課題であるという2013年の論文[42]を引用して20％を上限と定めているのです。2013年時点での検討課題を検討し、その結果として2018年に35％でも問題がないと回答されているはずなのに、2013年の検討課題をそのまま採用し続けていることになります。

次に定められているのが脂質です。まずは、飽和脂肪酸摂取を7％以下にすることを考慮して、それによって脂質全体の上限もおのずと決定されるという理由で30％を設定しています。また、必須脂肪酸が不足しないよう下限（20％）が決まりました。

飽和脂肪酸摂取を７％以下にすることには目的も、その根拠もありません。１１７ページで後述しますが、飽和脂肪酸を制限してかえって動脈硬化症が増えたという論文があるからです[43][44]。

さらに、飽和脂肪酸摂取を７％以下にするためには脂質全体が30％以下にならなければならないという根拠も存在しません。オリーブオイルをふんだんにかけるのであれば、脂質全体の比率は上昇し、飽和脂肪酸の比率は低下していくでしょう。オリーブオイルには飽和脂肪酸が含まれておらず、一価不飽和脂肪酸だけで構成されているからです。

最後に、炭水化物は全体の「１００％」から、「たんぱく質」「脂質」を引いた、50～65％とされています。その理由として、炭水化物摂取が過剰で問題になるのは糖尿病だけであろうから、「１００％－たんぱく質－脂質」で決めるとの記載があるのです。

しかし、炭水化物摂取が過剰で問題になる、すなわち、糖質摂取で食後高血糖が問題となるのは糖尿病だけではありません。当然のこととして、糖尿病のみならず、明確な糖尿病予備軍（ここでは空腹時血糖異常を指します）も、糖質疲労を感じている人も（ここでは健診における空腹時血糖異常はないものの、食後血糖値が140mg／dℓを超えている人を指します）、**炭水化物（糖質）を控えめにすべきであって、炭水化物比率50〜65％であっていいはずがないのは、この比率の設定理由からも明らかだと思います。**

日本人は世界的に見て「たんぱく質不足・糖質過多」

米国では1970年頃の（卵とバターを控えましょうなどとTIME誌[45]に言われる前の）炭水化物の平均的な摂取比率が40％であったそうです[46]。

日本人が、栄養のいい食事として刷り込まれ、妄信しがちな「炭水化物50〜65％、脂質20〜30％、たんぱく質13〜20％」という比率は、世界的に見て糖質過多であり、このことが日本人での糖質疲労を招いている原因の1つと言えるかもしれません。

ちなみに、**現在、日本人（成人）は平均的に1食あたり90～100g、1日あたり270～300gもの糖質をとっています。**糖質かぶせランチの習慣のある人は、もっと摂取量が多いかもしれません。

米国の糖尿病学会が定めた糖質制限食の定義は1日、130g以下です[47]。ロカボのルールも同じで、糖質摂取量の上限を1日、130gと設定しています。

現在の日本人の平均摂取量はその倍くらいということになります。

糖質疲労の症状が出ているなら、「糖質過多かもしれない」という視点で、自分が摂取している糖質量を気にかけることが、症状改善のはじめの一歩になるでしょう。

ちなみに、国民健康・栄養調査のデータでは、**飽食の時代と言われて久しいにもかかわらず、日本人のたんぱく質の摂取量は少なく、2000年頃から低下し、1950年代の水準まで下がっているとされています。**

もちろん、かつての飢餓の時代には過剰申告、いまの飽食の時代にあっては過少申告の可能性はありますが、もっと、日本人がたんぱく質（や脂質）の摂取を心掛けるべきであることは間違いないでしょう。

「食の欧米化が病気の原因」という言葉にだまされている！

いつ頃からか定かではありませんが、「生活習慣病の増加は食の欧米化に伴って生じる」と、まことしやかに言われ続けています。

そもそも「食の欧米化」とはどのような現象を呼ぶのでしょうか。うっかり納得してしまいそうになる耳触りのよさはわかりますが、日本食が欧米でブームになったからと「食の東洋化」と言うでしょうか？「食の欧米化」の実態は明らかになっておらず、少々乱暴な概念ではないかと感じています。

「食の欧米化が生活習慣病の要因だ」という話は、少なくとも私が医者になった20世紀末頃には言われていました。学会の講演のスライドにおいて、ロナルド・マクドナルドやカーネル・サンダースが「Wanted!」と指名手配犯ばりに悪者にされていました。ただしこの場合、ターゲットは米国の食文化です。欧州の影はありません。

では、この25年間で日本において食の欧米化は進行したのでしょうか？ それともいからです。

後退したのでしょうか？　誰も回答を出そうとしていません。なぜなら数値化できな

たとえば、食事における脂質のエネルギー摂取比率の増加を欧米化の指標と考える人もいるようですが、そうであるならば、この25年で日本においては食の欧米化は後退しているか横ばい、という見解が出るはずです。脂質のエネルギー摂取比率はわずかに落ちているか、ほぼフラットだからです。

それなのにその間に糖尿病患者数は増え続けているのですから、「食の欧米化が生活習慣病の要因」という概念はとっくに消え失せていいはずです。

食の欧米化が日本人に悪いことをもたらすという概念は、ある種の麻薬です。それは、「本来の日本人の食事＝和食」は極めて健康的であるという概念を背景にもっているので、日本人全員に快楽をもたらすのだと思います。

それは医療従事者であっても同じです。食の欧米化という概念を数値化し、その数値の変動と様々な生活習慣病の有病率、あるいは発症率の変動との関係性を検討するという、本来、医療従事者がなすべき検討を誰もしないまま、ただ気持ちがいい概念

なので、盲目的に受容し、専門家として発信しています。

「沖縄クライシス」という概念をご存じでしょうか。

日本に復帰した当初、もっとも平均寿命の長かった沖縄が、20世紀末から21世紀にかけて平均寿命の順位を（とくに男性で）落としている現象を指しています。

そして、多くの医療従事者はその背景として、沖縄にはもっとも米国の（食）文化が入っており、脂質摂取が多いから順位を落としているのだと推測しています。

しかし調べてみると、日本に復帰した当初から沖縄の脂質摂取比率は高く、平均寿命の順位の低下とともに脂質摂取比率は低下し、逆に炭水化物摂取比率が上昇していました。このデータは論文化していませんが、2015年の日本糖尿病学会年次学術集会で発表しました。**脂質摂取比率の低下とともに沖縄県の平均寿命の順位は低下しているのです。**

和食に誇りをもつのはいいですし、私自身もその食文化を誇りに思っています。しかし、医療従事者が科学的検証を怠ったままで事実に目を向けないとすれば、医学の未来はありません。

世界的に人の交流や貨物の流通が増え、食文化も含めたいろいろな分野でのグローバル化が進んでいます。欧米で和食屋、中華料理屋が増えることも、食の東洋化ではなく、グローバル化の一環でしょう。

世界中のおいしいものを自国にいながら享受できるようになったことはとてもよろこばしいことです。各国の食文化を優劣で比較しようとするのではなく、どこの国のどんな食文化においても対応できる食事法で健康になることを考えるべきです。ロカボはそんな食事法の1つです。

なお、和食には塩分が多く、脂質に乏しいという欠点があります。私は、それが高血圧症や脳出血にぜい弱で、肥満もないのに糖尿病を発症する日本人が多い「一因」と言えるのではないか、そう思っています。

欠点も知っていれば、食べ方で気をつけられますから、正しく知ることは大切です。ぜひ「食の欧米化＝悪」といった安易な言葉に縛られず、大いに世界の食文化を楽しみながら健康を増進していきましょう。

糖質疲労はなぜ放置してはいけないのか？

糖質疲労は多様な顔をもつ

日本ではそもそも、バランスのよい食事と称して、糖質過多の食事が推奨されてきたこと、そして、慌ただしい日常においては、どうしても手軽な食事が選ばれやすく、糖質に偏ってしまうこと――「糖質偏重はしかたがない」とも言える環境にあるとも言えるでしょう。でも、糖質疲労が単なる疲労やパフォーマンスの低下にとどまらず、その先で様々な生活習慣病につながることも事実です。

ここからは、糖質疲労がもたらす病気のリスクについてもお伝えし、ご自身の意思で、糖質過多の現状の暮らしを見直すきっかけにしていただければと思います。

健康診断などで空腹時血糖値が１１０㎎／dℓ以上となると、糖尿病や糖尿病予備軍と判断されます。**しかし、その10年ほど前から、食後高血糖と血糖値スパイクは現れるとされます。**本書は、食後高血糖と血糖値スパイクによって起きているであろう症状をまとめて「糖質疲労」と呼んでいるというのは、お伝えしたとおりです。

とはいえ、糖質疲労の感じ方は人によりけりで、眠気やだるさを訴える方もいれば、飢餓感で感じる方もいますし、集中力やパフォーマンスの低下という形で感じる方もいらっしゃいます。

そして、実は、現時点では自覚症状のない糖質疲労の方もいらっしゃいます。

私がロカボを指導して血糖管理のよくなった糖尿病（糖質疲労よりもかなり先の状況です）の方で、血糖値がよくなってから、かつては疲労感があったとおっしゃる方がいるのです。その方は健診でひどい糖尿病を指摘されても、自分には自覚症状はないと感じていたそうです。血糖値がよくなってから、かつて感じていた糖質疲労の存在に気がついたというわけです。

糖質疲労も、それが慢性化し、体調が悪いことに慣れきっていて気づかず、食べ方を変えてはじめて「最近、自身のパフォーマンスが我ながらシャープになっている」と気づくこともあります。

つまり、症状が出ているとき、必ずしも自覚できるとは限らないというわけです。

私自身がボランティアで無料血糖測定イベントに参加することがあります。そこで食後血糖値を測定してみると、**参加者の2／3程度で、食後血糖値が140㎎／dℓを超えています。おそらく、それが糖質疲労の頻度なのだろうという印象をもっています。**

食後高血糖と血糖値スパイクの先には様々な疾病や障害が待ち構えています。たとえば、肥満や高血圧、高脂血症、脂肪肝などから心臓病やがんに向かう人もいれば、糖尿病から失明や認知症へと進む人もいます。

こうした様々な疾病が負の連鎖的に生じていく様を、私たちは**「メタボリックドミノ」**と呼んでいます。

中国人の2人に1人は糖質疲労

これからメタボリックドミノが倒れるとどんなことが起こるのかをご説明していきます。その前に、知っておいていただきたいのは、糖質疲労が身近にあるということです。糖質疲労を気になさったことのない方であっても、肥満やメタボリックシンドローム（メタボ）を気になさったことのある方は多いと思います。実はこれらは同じメカニズムで生じるものなのです。

中国人では食後高血糖（≒糖質疲労）は成人の2人に1人であると報告されています[48]。きっと日本人でもそうなのだろうと思います。そして、その背景として、**東アジア人ではインスリン分泌が欧米人より少ない（遅い）ことがあります**[34][35]。これは何を意味するかというと、東アジア人では太ることもなく高血糖が起きるということです。

欧米人では、血糖異常を呈さぬようにインスリンを多量に出して血管内のブドウ糖を脂肪細胞に取り込ませることができます。ですので、日本人に比較して高度の肥満症の方が多くなるわけです。欧米人で見かける高度の肥満症が、インスリン分泌の少ない日本人では糖質疲労の形になって表現されているとお考えいただければわかりやすいかもしれません。いずれも根っこにあるのは糖質の過剰摂取です[49]。

メタボリックシンドロームというと、太った人の病気であり、自分は関係がないと思っていらっしゃる方が多いのですが、肥満（内臓脂肪の蓄積）がメタボリックシンドロームの必須項目とされているのは、実は日本だけです[50]。世界的には太っていなくても血糖や血圧や脂質の異常を認めればそれだけでメタボリックシンドロームと診断されます。

中年男性が生活習慣病で病院に行く10年前、最近お腹まわりに肉がついてきたな（肥満ではないけれど）という、その段階こそが糖質疲労のはじまりとかぶります。

美容のためにカロリー制限をしているけれどもなかなか体形が変わらないと思っていらっしゃる女性の方も、糖質疲労に陥っている可能性があります。

成人の2人に1人は糖質疲労に陥っている可能性がある。それを意識していただき、ここから先のメタボリックドミノの解説をお読みください。学術的な話をなるべくかみ砕きますが、少しだけお付き合いください。

糖尿病、がん、心臓病、脳卒中につながる「メタボリックドミノ」

糖質疲労に端を発するドミノ倒し（これをメタボリックドミノと呼びます）とは、図で示したとおり、最終的には長患いの原因になり、いのちを落とす原因にもなりえる病気のつらなりです[49][51]。

その頂上にあるのが糖質過剰摂取であり、食後高血糖すなわち糖質疲労です。

その後、左のラインは血糖異常の流れ、右のラインはそれ以外の流れにしてあります。とはいえ、右のラインを進む人が糖尿病にならないとは限りません。糖尿病の人が、右のラインの病気になることもあります。人によってどちらのラインから先に倒れるのかは体質の影響を受けますが、基本的にはどちらか片方だけということではありません。どちらのラインも倒れていくのです。

さまざまな病気に続く「メタボリックドミノ」

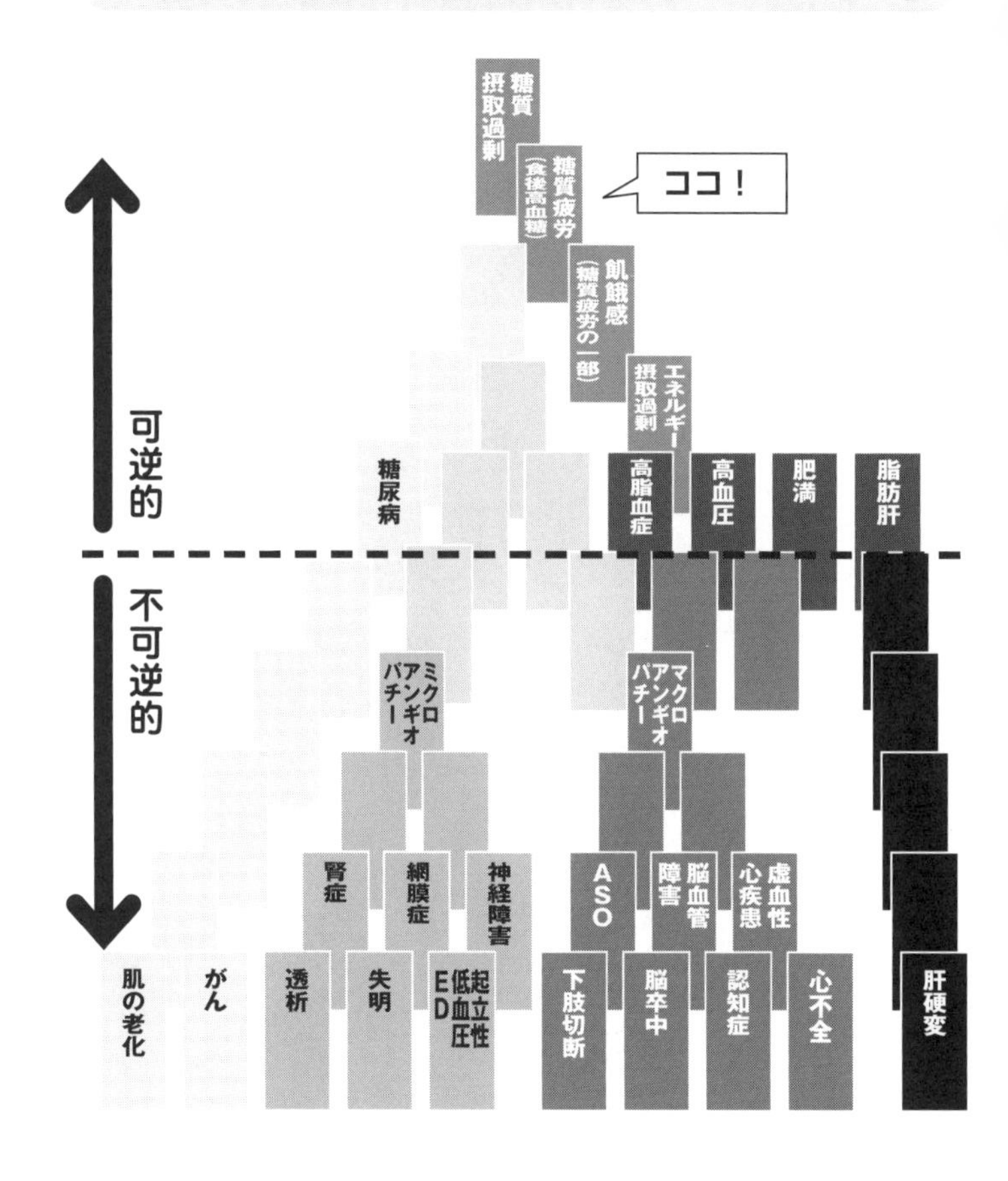

（伊藤裕．日本臨床 2003,61,1837-1843 より JAMA Intern Med 2018,178,1098-1103 を踏まえ改変）

このドミノ倒しの背景にあって、倒れるスピードを加速させるのが、63～65ページで紹介した**「糖化ストレス」**と**「酸化ストレス」**です。

「糖化ストレス」は安定した高血糖（血糖の高さ）で生じ、「酸化ストレス」は血糖の変動の大きさ（血糖の不安定性）で生じるとお考えください。糖質疲労はそのいずれをも生じさせ、2つが互いに増悪し合う負のスパイラルとなります。

ドミノの中段に出てくる**「マクロアンギオパチー」**とは太い血管で生じる動脈硬化のことです。脳や心臓、足に障害が出てきます。

「ミクロアンギオパチー」とは毛細血管に生じる病変のことです。腎臓や目、神経に障害が出ます。糖尿病の3大合併症とも呼ばれ、腎症、網膜症、神経障害として、それぞれがそれだけで医学の教科書に記載されるくらいの大問題です。

イントロダクションで糖質疲労は可逆的、病気になると不可逆的と説明しました。脳卒中や心筋梗塞を起こせば、死んでしまった脳細胞や心筋細胞は復活しませんし、失明や透析に至れば、そこから元に戻ることはないのです（ただし、腎臓移植をすれば透析から脱却できます）。

そこまでに至らずとも、ドミノ倒しの中流くらいで、糖尿病、高血圧症、脂質異常症、脂肪肝など、様々な病名が存在することにお気づきいただけると思います。

中高年になり、いくつもの診療科からたくさん薬が出ていて、認知症でもないのに、どれがどんな病気のお薬なのか、もうよくわからないとおっしゃる方がいます。

5つ以上の処方薬を飲んでいる状態を「ポリファーマシー」と呼びますが、決してめずらしい話ではありません。ポリファーマシーは複数の薬剤の併用により、予測できない有害な事象が起こりやすくなることにもつながります。

ポリファーマシーの人は、それだけ複数の病気の診断が出ているということで、まさにドミノ図の中流以下のどこかにいると考えられます。当然、医療費もかかり、仕事や家庭生活でご多忙な中、頻繁な医療機関の受診がご本人の時間的な足かせになることもあるでしょう。

しかし、そのような状態になるずっと手前、ドミノの最上段に、まだ可逆的で、比較的容易に対処が可能な「糖質疲労」はあるのです。

糖質疲労を自覚しているなら、下流にある様々な問題はいつかは我が身の問題、と言っても過言ではありません。いまなら、未来を変えられます。ドミノを倒さない食生活に転じましょう。その内容はChapter3でお話しします。

20歳以上の2人に1人が糖質疲労？

メタボリックドミノの左側のラインが血糖異常でした。日本にはどれくらいの血糖異常者がいるでしょうか。

厚生労働省の国民健康・栄養調査によれば、日本には、血糖異常（糖尿病または糖尿病予備軍）と判断される人が約2000万人います。それは国民の約6人に1人が血糖異常者ということになります。 40歳以上に限ってみると、3～4人に1人、という数です。

〝糖尿病・糖尿病予備軍〟とは、正確には「糖尿病が強く疑われる人」と「糖尿病の可能性を否定できない人」のこと。それぞれ基準は次のとおりです。

・糖尿病が強く疑われる人：空腹時血糖値が126㎎／dℓ以上、食後血糖値が200㎎／dℓ以上、ヘモグロビンA1cが6・5以上
・糖尿病の可能性を否定できない人：空腹時血糖値が110～125㎎／dℓ、食後血糖値が140～199㎎／dℓ、ヘモグロビンA1cが6・0以上6・5未満

予備軍1000万人、糖尿病1000万人で合わせて2000万人です。

しかし、この数値は、あくまでも空腹時血糖値が異常になって以降の方たちの数です。

糖質疲労（食後高血糖）の人数を正確にカウントした日本の学術データは存在しないのですが、前述のごとく中国人では成人の2人に1人だったというデータが存在します[48]。

なお、糖尿病にはインスリン分泌細胞が破壊され、短い期間のうちにインスリンが全く分泌できなくなる1型と、分泌する能力はあるものの、分泌量が不足したり、インスリンのはたらきが弱くなったりする2型、そしてそれ以外の特定の機序によるものがありますが、日本人の場合、95%は2型です。

本書でも、とくに記載がない場合、2型糖尿病について書いてあるとご理解ください。

欧米の人と、日本人の血糖異常の人の明らかな違いは、日本人は太っていない人が多いということです。糖尿病を発症した人のBMI（体格指数）は平均24・4[52]。日本で肥満とされる25を超えていません。**「血糖異常＝太っている人がなるもの」というイメージは、日本ではあてはまらないのです。**

その理由は、繰り返し述べているとおり**日本人はインスリンの分泌能力がもともと弱い**ためです。欧米人の太るメカニズムと日本人の糖質疲労とは、糖質の過剰摂取という点で同様であったことをもう一度記述しておきます。

欧米の人の場合、インスリンの分泌能力が高いので、糖質を大量にとると、インスリンも大量に分泌され、そのはたらきで糖が脂肪にどんどん取り込まれ、肥満になります。肥満になって、脂肪細胞から分泌されるホルモン（アディポカインといいます）の影響でインスリンのはたらきが邪魔されるようになってから、血糖異常につながります。

一方、インスリンの分泌能力が弱い日本人は、ある程度の糖質をとるとたちまちインスリン分泌が追いつかなくなり、太る前に、血液に糖があふれる高血糖となってしまうのです。糖質疲労のある人で、努力のわりにやせられないという経験のある人がいるとすれば、食後高血糖は若干改善したとしても、なお最大限にインスリンを分泌し続けてしまっているからかもしれません。

食後高血糖が長く続いて、糖尿病になってしまうのは、「糖毒性」と言って、高血糖自体がインスリン分泌を低下させ、インスリンのはたらきを弱め、高血糖をさらに増悪するからです。この作用も、起きてから短期間であれば可逆的ですが、長期（年単位）におよぶと不可逆的になると考えられています。

そして肝臓が生産するブドウ糖量も250g／日程度に増え（健康な人は約150g／日）[53]、高血糖状態が常態化してしまうようになります。食後だけではなくて、朝食前の血糖値から高血糖になるのです。その先では数年以内に糖尿病になると考えられています。

糖尿病に進んでしまうと、なかなか完治するというところまでは戻りません。だからこそ、糖質疲労の段階で気づき、手を打つべきなのです。

糖尿病になってしまったら、合併症（マクロアンギオパチーとミクロアンギオパチー）の発症を防ぐため、血糖値をコントロールする治療をすることになります。しかし、すでに糖毒性があるため、食事療法と運動療法だけではうまくいかず、それ相応の数の薬剤に頼らざるを得なくなるのです。

糖質疲労の先では医療費がかさむ？

糖質疲労の段階にあるみなさんに、もっていただきたいのは「健康に対する投資」という意識です。

糖質を控え、たんぱく質や良質な脂質をとる「ゆるい糖質制限」の食べ方は、糖質を主とする食事に比べ、食費が上がるのではないかとのご指摘を多々いただきます。

確かに食費は上がると思います。糖質ばかりの食品は常温で長期保存することが容易で、安価で提供されることが多いのです。たんぱく質や脂質は多くの場合、冷蔵保存が必要です。糖質に比べたら費用がかかりがちなのです。

しかし、そのコストはある意味、ご自身への投資（健康に対する投資）だと思うのです。しかも、ある意味ハイリターンなのではないかとも思っております。

それは、血糖異常になり、薬物療法が必要になったら、あるいは、その先の合併症（マクロアンギオパチーやミクロアンギオパチー）が生じれば、健康にかかるコストがハネ上がってしまうからです。

現在、**糖尿病の人の1人あたりの治療費は年間4～13万円（自己負担額3割として）。**別に、指導された食事療法や運動療法を実行するための費用は自費です。そこに、脳卒中や心臓病や失明予防など、合併症の治療が加わると、治療費はより高額になります。1回の目の治療に15万円近くかかり、それを数回必要とするなんていうと、びっくりしますよね。

また、最近では多くの企業が健康経営に取り組んでいます。不健康な社員が出勤をし、パフォーマンスを低下させることの損失（プレゼンティーズム）のほうが、社員の病気による欠勤や早退による損益（アブセンティーズム）よりも大きいからだとも言われています。まさに糖質疲労でパフォーマンスを落とすビジネスパーソンには、きちんと健康的な食生活を営んでもらうべきだともとらえられます。個々人の医療費のみならず、社会の生産性を考えれば、健康を増進できる食事に一定以上のお金をかけるのは、生産性の向上、ひいてはサラリーアップに資するように思えるのです。

そして、うれしいことに最近はコンビニやスーパーマーケットで低糖質食品の販売が増えました。

Chapter3で述べますが、「ロカボ」マークを冠した商品も、アイテム数1000点以上、世に出ています。実は、ロカボは決して特別なものを買ったり、食べに行ったりしなければならないわけではないのです。

メタボリックドミノを倒さない

メタボリックドミノの右側では、肥満、高血圧症、脂質異常症などが並んでいます。私自身は糖尿病専門医なので、こちら側については詳細を記載することは避けようと思いますが、こちらもお金がかかるかもしれないことだけお伝えさせてください。

たとえば、注射タイプのコレステロール低下薬（ＰＣＳＫ９阻害抗体という特殊な治療薬ですが）を使うと、１か月あたりの自己負担額が１４０００円を超えます。これを何年にもわたって注射しなければならない人がいらっしゃるのです。結構な金額になりますね。

糖尿病になると基本的に完治はないとお話ししました。メタボリックドミノはある程度まで倒れてしまうと不可逆です。その意味では、メタボリックドミノは早く（できるだけ上流で）食い止めるべきです。

糖質疲労の時点で食生活を変えていただければ、メタボリックドミノのドミノ倒しを食い止め、あるいは、さかのぼっていくことが可能でしょう。

健診で「治療は不要だけれども経過観察が必要」と指摘されていた項目が翌年から指摘されなくなったとき、ドミノ倒しの逆流をご実感いただけるものと思います。

Chapter 3

糖質疲労を解決する「うますぎる食べ方」

糖尿病専門医自らも大変身！
糖質疲労を解決する「7ルール」

血糖値を上げる「糖質だけ」をセーブして、おいしいもので満腹に！

かつて（2006～2007年頃）の私は、糖尿病専門医でありながら、いまより体重が8kgほど重く、駅弁を食べて血糖値208㎎／dℓをたたき出し、血圧も140／90㎜Hgぎりぎりで、いつ糖尿病や高血圧症と診断されてもおかしくない状況でした。

やせなければと、自己流でカロリー制限食に取り組み、ちょっと体重を減らしてはつらくなり、夜中にアイスクリームをほおばってリバウンドするという繰り返しでした。そして、昼食にはいつもざるそばを頼み、午後の外来では強い眠気に襲われていました。

しかし、2009年からゆるやかな糖質制限、ロカボに取り組み、いまの体重は私の20歳の頃の体重で維持され、血圧も時に収縮期血圧（上の血圧）は100㎜Hgを切ることすらあります。午後の眠気もありません。日々、満腹になりながら、パフォーマンスも体重も適正化されていると思っています。もちろん、毎日糖質10g以内で嗜好品を楽しんでいますので、夜中のアイスクリームへの衝動も全くありません。

これは、私だけの経験ではありません。ロカボ指導を受けた患者さんが10年経過しても集団としてリバウンドを示さず（もちろん、数人の例外はいらっしゃいました）、長く安全に血糖値を改善させていることをデータにしています（論文投稿中です）。

このような長期の有効性と安全性を示したデータはほかの食事法にはありません。たとえば、日本人を対象にしたカロリー制限の論文では、3年たった段階で集団としてリバウンドを呈していました（集団の体重がカロリー制限開始前より増えていたのです）[54]。

また、極端な糖質制限とゆるやかな糖質制限とを比較した無作為比較試験では、ゆるやかな糖質制限では、試験期間の10週間の間、ずっと体重を改善させ続けていたのですが、極端な糖質制限では、6週目までは体重を改善させたものの、それ以後は完全にリバウンドしてしまいました[55]。

実は、リバウンドによって体重の上下動を繰り返す（これをヨーヨー現象あるいはウェイトサイクリングと言います）ことで、死亡率が高まることを示す観察研究のデータが存在しています[56]。

だから、私が自信をもってご提案するのは「ロカボ」な食べ方です。ロカボは理論と科学的根拠に支えられ、10年の継続が可能な実践的な食事法なのです。

「ロカボ」とは、低糖質を意味する「ローカーボハイドレート」という言葉からの造語です。**ゆるやかな糖質制限のみを指し、ゼロをめざすような極端な糖質制限ではありません。**そして、糖質疲労を感じることの多い日本人にとっては、これこそが、適正糖質なのです。ロカボの7ルールは以下です。

ルール① 1日にとる糖質の量は70～130g以内
(1食20～40g×3回、+間食で10g)

ルール② お腹がいっぱいになるまで食べる

ルール③ カロリーはいっさい気にしない!

ルール④ たんぱく質、脂質、食物繊維をしっかりとる

ルール⑤ 糖質とたんぱく質、脂質のバランスも気にしない!

ルール⑥ 糖質ぬきをめざしてストイックになるのはNG

ルール⑦ 早食いをせず、「カーボラスト」でとる

「油を控える」はお腹の脂肪に逆効果・・・

ロカボは、「まさか、そんなうまい話があるなんて」がこれでもかと詰まった食事法です。「ゆるい糖質制限の食べ方」ですが、**ポイントは、糖質をゆるく制限すること以上に、「脂とたんぱく質をしっかりとる」「満腹になる」というところが肝です。**

具体的な糖質のとり方の前に、この食べ方をご紹介したときに、みなさんが一様に目を輝かせてくださるポイント、**「油とたんぱく質をしっかりとる」**というところから、お話を始めましょう。

太らないため、そして生活習慣病を予防するため、とにかく油（脂質）を目の敵にして、なるべく食べないようにしている人がいます。

しかし、それは古い情報にしばられているのです。「脂質をとりすぎると体に悪い」という概念は、１９５０～１９７０年代に提唱されました。脂質をたくさん摂取している国では心臓病が多かったという研究結果が報告されたからです[57]。

余分な脂質は血液で全身をめぐり、脂質異常症になり、脂肪細胞に吸収されれば肥満になり、血管にこびりつけば動脈硬化症を引き起こし、最終的には心筋梗塞や脳卒中など致死的な病気の原因になる、確かに、漫画的で理解しやすい概念です。

しかし、脂質を減らし、しかもカロリー制限も加えた食べ方で、実際に体重減量に効果的かどうかを検証した3つのグループの無作為比較試験では、この食べ方（脂質制限+カロリー制限）の減量効果が一番弱く、それよりもカロリー制限かつ脂質積極摂取のほうがまし。それよりもゆるやかな糖質制限食が一番体重減量効果を示しました（ほぼロカボと同様の糖質摂取：1日120g）。この糖質制限食のグループは、カロリー無制限、脂質無制限、たんぱく質無制限でした[58]。

この研究こそ、私がロカボを提唱する契機となった論文なのですが、どうしてこのような研究結果になったのか、この研究が発表された2008年当時は誰も説明ができませんでした。

しかし、2013年頃までに、その機序を説明するいくつかの研究結果が報告されました。すなわち、**脂質を控えるとカロリー消費が１日３００ｋｃａｌも低下してしまうこと**や[16]、**たんぱく質や脂質を摂取すると満腹感を作るホルモンの数値が高く、長く分泌され、空腹感を感じさせるホルモンの数値が低く、長く抑制されること**などが報告されたのです[59]。

油脂を控える食事法は、それまで50年近く、健康によいと信じられてきましたが、実は何の意味もない食事法だったということが２００８年にはっきりとしたのです。

残念ながら、この概念を（こうした脂質制限食の意義を検証した無作為比較試験の結果を）きちんと把握できている医療従事者があまり多くありません。ですので、いまも、医療従事者（医師や管理栄養士）でありながら、脂質制限を推奨している人たちがいます。どうぞ20世紀の栄養学に惑わされないでください。

ちなみに、２００６年に報告された、５万人規模で行われた脂質制限食の無作為比較試験の結果は、全体としては動脈硬化症の予防効果はありませんでした[60]。その時にはあまり強調されていなかったのですが、その後２０１７年に明示された二次的解析結果では、実は、研究に登録された時点ですでに心臓病の既往のあった人では明確に再発率が上昇し、死亡率も上昇してしまっていたのです[61]。

さらに、脂質制限食では元来糖尿病だった人(すなわち、糖質疲労の先にある人)で、さらに血糖値を上げてしまったことも報告されています[62]。糖質疲労の方の疲労感を助長し、病気に進展させることを懸念させます。

2017年以降、脂質制限は、単に無意味なばかりではなく、人によっては危険性すらあるという食事法という立ち位置になっていることをご理解ください。

日本人はバターやお肉の脂を「食べるほうがよい」

脂質の質を問題になさる方もいらっしゃるようです。そういう方の多くは、動物性脂肪＝飽和脂肪酸が問題だと思っていらっしゃいます。しかし、2013年には動物性脂肪(飽和脂肪酸)を控えることでかえって死亡率を上昇させてしまうという論文がシドニーのグループから発表されました[43]。

　こうした状況を受け、２０１４年６月、表紙に「Eat Butter（バターを食べろ）」と記された雑誌が発行されました。それは、世界２００か国、２０００万人が読むと公表されている英文週刊ニュース誌「ＴＩＭＥ」です[63]。20世紀の脂質制限の概念は間違いだったという特集が組まれたのです。２０１６年にもほとんど同じような内容の論文がミネソタのグループから発表されています[44]。

　ちなみに、「日本人は動物性脂質の摂取量が多いほど脳卒中の発症率は低い」[64]という論文が出ています。観察研究のレベルですら、飽和脂肪酸を制限することを是とは

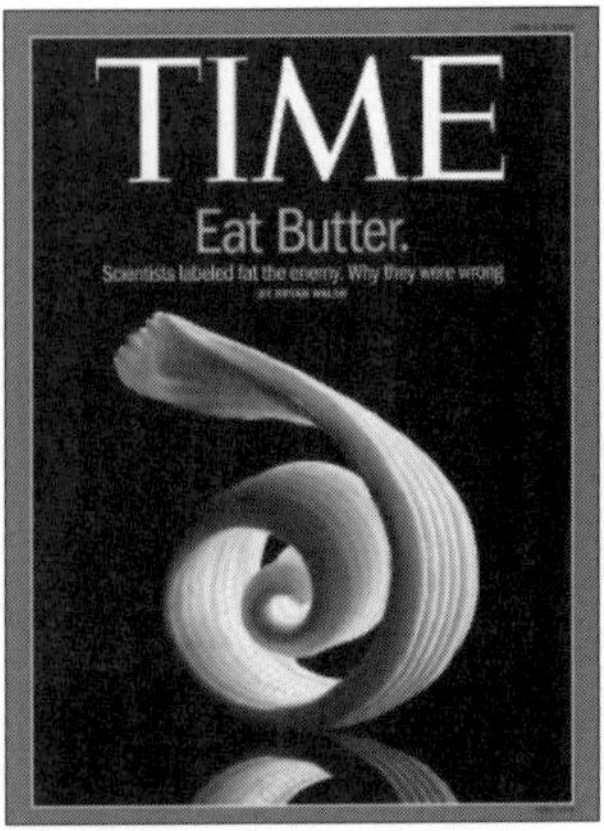

2014年のTIME誌

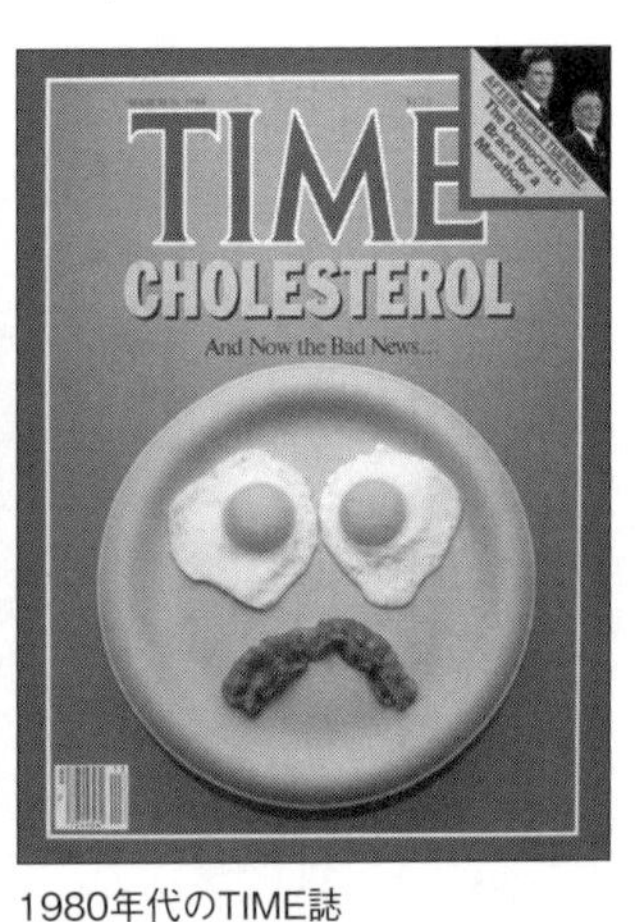

1980年代のTIME誌

できない状況なのです。日本人を対象に飽和脂肪酸を制限するべきだと主張する方は、どんな根拠でそんなことを言うのか、きっちりと科学的根拠を示す必要に迫られています。

血中コレステロールが心配だからと「卵を控える」のは無意味

先ほど、TIMEという雑誌の名前を出しましたが、このTIMEという雑誌は、1980年代に卵とバターを控えましょうという特集記事を作成しています[45]。この頃は飽和脂肪酸（バター）に加えて、コレステロール（卵）摂取も制限すべきだとされていたのです。卵は1日1個までなどという言葉をお聞きになったことのある方もいらっしゃるのではないでしょうか？

しかし、現在の食事摂取基準では、こうした食品中のコレステロール量の上限の設定はなくなっています。**食べるコレステロールを控えると、それを補うように肝臓がコレステロールを合成して血中に放出し、食べるコレステロール量が増えると、肝臓**

がコレステロール合成を休むからです。

もちろん、何らかの食べ方でコレステロールに若干の（10mg／dℓ程度）影響があることは報告されています（私が高コレステロール血症の患者さんに、くるみやナッツや大豆を積極的に摂取するようお勧めするのはそうしたデータがあるからです。そして、ロカボ指導によっても、やはり数mg／dℓのコレステロール値の改善が生じることを論文で報告しています）[65]。

ただ、いずれの方法であっても食事によるコレステロールへの介入で数年以上にわたって十分に高コレステロール血症を改善できたという無作為比較試験は存在せず、さらには、心臓病や脳卒中を予防できたという論文も存在しません。

要は短期的で表面的な効果しか確認されていないのです。しかも、高コレステロール血症の際に下げたいコレステロールのレベルは50mg／dℓ以上であり、実は、それは薬物療法で比較的簡単に達成できます。しかも、こうした薬物療法（スタチン剤と呼ばれる薬剤です）では、心臓病などの動脈硬化症の予防効果が多くの無作為比較試験で確認されています[66][67]。

ちなみに、卵を普通に食べる群と卵の黄身を除外して食べる群を比較した無作為比較試験の結果では、両群の結果のほとんどに差異はなかったのですが、全卵を食べている群のほうが糖代謝が良かったと報告されています[68]。繰り返しになりますが、食べるコレステロールを控えることは、血中コレステロールの低下や動脈硬化症の予防には無意味とお考えください。

「腹持ち」をよくするにも、米より「お肉」「バター」

一方、お米を食べないと腹持ちが悪いと刷り込まれている方もいらっしゃるようです。**しかし、科学的に腹持ちがよいとわかっているのはお肉やバターを食べることなのです。**

脂質やたんぱく質をしっかり食べると、消化管ホルモンの「グルカゴン様ペプチド－1（GLP－1）」、「ペプチドYY（PYY）」などの分泌が高まり、満腹中枢が刺激され、「お腹いっぱいでもう食べられない！」となります[17][59]。脂質摂取比率を高くしても、カロリーオーバーになって太るというのは極めて難しいことなのです。

また、**たんぱく質と脂質は、空腹感をもたらすホルモンである「グレリン」の分泌を長く抑制するので、満腹感が長続きします。逆に糖質はグレリンを抑える作用が弱いので、お腹いっぱい食べても、小腹が空きやすい**です[59][69]。

ダイエット中、過食と余計な間食を防ぎたいなら、脂質をカットするより、しっかり食べたほうがいいわけです。

「マヨネーズ」を加えると血糖値が劇的に上がりにくくなった!

さらに、糖質疲労(食後高血糖)を予防するという観点でも、脂質の摂取は重要です。

日本人を対象にした4種類の食事メニューで食後の血糖の変動を検討した研究では、白米ばかりを食べる300kcal台の食事が一番血糖値を上げ、同じ量の白米に豆腐と卵(たんぱく質)を加えた400kcal台の食事がその次に血糖値を上げ、その次がさらにマヨネーズ(脂質)を加えた500kcal台の食事で、一番血糖値が上がらなかったのが、さらにほうれん草など（食物繊維）を加えた600kcal台の食事でした。

中でも劇的に血糖値を上げにくくしたのがマヨネーズを加えたときです。この研究でその機序を解明するべく細かく検討したところ、油脂を摂取することでGIP（血糖依存性インスリン分泌刺激ペプチド）の分泌が増えていました[11]。

先ほどのGLP－1とGIPを合わせてインクレチンホルモンと言います。前々から何回かインクレチンホルモンという言葉を出していますが、インクレチンとは、腸から分泌されてインスリン分泌を高めるものという意味です。

しかし、これらのホルモンはインスリンを分泌させるのに、低血糖（インスリンの作用が過剰な際に生じる現象です）を起こしません。血糖依存性インスリン分泌というのは、血糖値が高いときだけインスリンを出させるということなのです。

しかも、インスリンを分泌させると肥満（脂肪細胞にカロリーが取り込まれるため）が懸念されるのですが、これらのホルモンを糖尿病患者さんのために注射製剤にしてみたところ、満腹感を高めて肥満治療にもなることがわかりました。

最近、糖尿病でもない方に、これらの注射製剤が（保険適応ではないので自費で）処方され、世界的に製剤が不足して糖尿病治療に使用できないということが社会的問題になりました。それくらいに肥満改善作用が強いのです。

たんぱく質を食べてGLP－1、脂質を食べてGIPを体から出させることは、糖質疲労（食後高血糖）を改善させるばかりでなく、体重の適正化（20歳の頃の体重に近づける）に資することなのです。

お米もパンも食べていい！ゆるい「糖質コントロール」

糖質疲労を感じる人にとっての適切な糖質はこれくらい

先に脂質とたんぱく質の話をしましたが、ロカボにおける、糖質の摂取についてお話ししましょう。

糖質疲労を防ぎ、解消するには、糖質はどれだけ食べるのが適切なのでしょうか？

全身の細胞の中で脂質をエネルギーにできず、ほぼ糖質しか利用できないのは脳と赤血球だけで、その必要量1日あたり130g[70][71]。これを上限とすることにしました（米国糖尿病学会の定義に合致させています）。多量のインスリンを分泌しないでも、十分に身体で処理しきれる量だからです。

1日3食とるとして、1日に130gを上回らないように3で割ると43・3…g。一の位を四捨五入して、毎食40gを上限の量として設定しました。

食後血糖値の上昇を防ぐための設定なので、40g×3回分を一度に食べては意味がありません。最低でも3回に分けて食べ、嗜好品での1日10gの糖質と合算して、1日130gを上回らないようにしましょう。

また、一方で、1日4食の場合には、1食の糖質量の上限は30g、1日5食の場合には、1食の糖質量の上限は24gとなります。


一方で、肝臓で生産される糖質は150g/日[53]。本来は、全く糖質を口にしなくても脳と赤血球の必要量は十分まかなえます。では糖質を全く食べなくてもいいかというと、理論的にはそうなのですが、私たちはあえてそうしないことにしました。下限を作ったのです。

人間の体には、1日の糖質摂取量が50g以下になってしまった場合、皮下脂肪を分解し、それを材料として肝臓でケトン体という物質を作り、全身、とくに脳でエネルギーとして利用し始める仕組みが備わっているのです。

ケトン体は本来ほぼすべての細胞が利用できるとても優秀なエネルギー源で、脳にとってはブドウ糖以上に優れるエネルギー源です。実際、てんかんという脳の病気の治療にケトン食（1日糖質摂取量50g以下）が用いられています。最近では、認知症やパーキンソン病にもケトン食が有効なのではないかと期待が集まっています。

しかし、まれに、先天的にケトン体をうまく利用できない人がいるらしく、ケトン食で高ケトン血症から意識障害を呈したとの症例報告が数多くなされています[72]。一方で、ケトン体の代謝障害の有無を調べる検査は一般的ではありません。

さらに、てんかんなどがあって、ずっとケトン食を実施したほうがよい方ですら、数年でつらくなってほぼ全員がドロップアウトしてしまっているとの報告があります[73]。

その意味では、万一のケトン体代謝障害をもっている場合に備え、さらには、楽し

い食事を確保するために、ケトン体の合成が行われない程度に、糖質をとることを私はお勧めします。

1日3食とるとして、1日に50ｇを下回らないように3で割ると16・6…ｇ。一の位を四捨五入して、毎食20ｇを最低限の量として設定しました。

なお、31ページで述べた暁現象は健康な人にも見られるもので、その可能性が考えられたら、朝食でとる糖質量はぎりぎり20ｇにしましょう。私と妻も朝はそうしています。一方、夕食ではお酒の力も借りて食後高血糖を是正するので、（お酒で自分に甘くなることもあって）40ｇをオーバーすることも多々あります（でも、血糖値140㎎／dℓにはいきません）。

1食あたりの糖質は「おにぎり1個まで」食べていい

糖質40ｇの目安としてご理解いただきやすいのは、おにぎり1個（重量として炊飯

した米100g）の糖質量が約40gだということです。その意味では、白米を軽く半膳にし、おかずをお腹いっぱい食べればロカボということになります。

いままでごはん大盛りだった人は、いきなりそれではつらいかもしれません。その場合には、まずは半分を目標にしてください。パンも同様です。トースト2枚食べていた人は、糖質量半分以下のパンに変えるか、1枚に。

そして、主食を減らすだけにしてはいけません。**必ず、おかずを増やしてお腹をいっぱいにする**ことを決して忘れないでください。

ロカボの場合、「これまで食べてきたものが食べられなくなる」ことはありません。糖質が多い食べ物だけを減らし、その代わり、たんぱく質や脂質、食物繊維などをこれまで以上に食べ、食事を楽しみます（楽しめるようになるには個々人の工夫は必要です）。

「まず半分」を続ければ体調が部分的ではあっても改善するはずです。そうなると、ではロカボのルールどおり「糖質は130g／日、カロリーは気にせず、たんぱく質&脂質でお腹いっぱい」をきちんとやってみよう。そんな気持ちになれるはず。やってみたら、つらい食べ方ではないとすぐわかります。

コツさえつかめてしまえば、糖質疲労の解消、そしてドミノ倒しを食い止めることができるのです。健康の土台が盤石だと思えると、毎日がとても清々しいものになるのではないでしょうか。ぜひそれを体感してください。

栄養成分表示はこう読む

糖質量に気をつけたくても糖質量がわからないという方がいらっしゃいます。このことも気づかぬうちに糖質過剰摂取や糖質疲労につながっている原因になっていると思います。そして、**それは、糖質量の栄養成分表示が義務になっていないからです。**

改めて申し上げますが、糖質とは、炭水化物から食物繊維を除外した栄養素です。食品の栄養成分表示によっては糖質と食物繊維量が記されていますが、記載されていないことの方が多いです。そのような場合、炭水化物量＝糖質量と考えてください。

食物繊維は積極的にとりたい栄養素ですから、糖質同様に、食物繊維の量も明記されたほうが消費者のメリットになるでしょう。しかし、消費者庁の栄養成分表示のルールでは炭水化物の表記は義務であるものの、糖質と食物繊維に分けて記載することは義務にはなっていません。それは、世界的に見て、食物繊維の定義や測定法がようやく定まったばかりだからです。

また、現在の栄養成分表示にはもう1つの問題があります。それは、**人工甘味料のような血糖値を上げない甘味料をも糖質としてカウントするというルールになっている**ということです。そのため、全く血糖値を上げる要素は含まれていないのに、糖質量◯◯gと表示しているゼリーが販売されていたりするのです。

そうした状況があるため、私は**ロカボマーク**というマークを定め、糖質を控えた商品につけていただくと同時に、ロカボ糖質（要は人工甘味料を除外した糖質量とお考えください）を付記していただくことを推奨しています。

どうぞ、糖質表示が義務化され、また、人工甘味料の重量が糖質量から外されるまではロカボマークとロカボ糖質表示をぜひご参照ください。

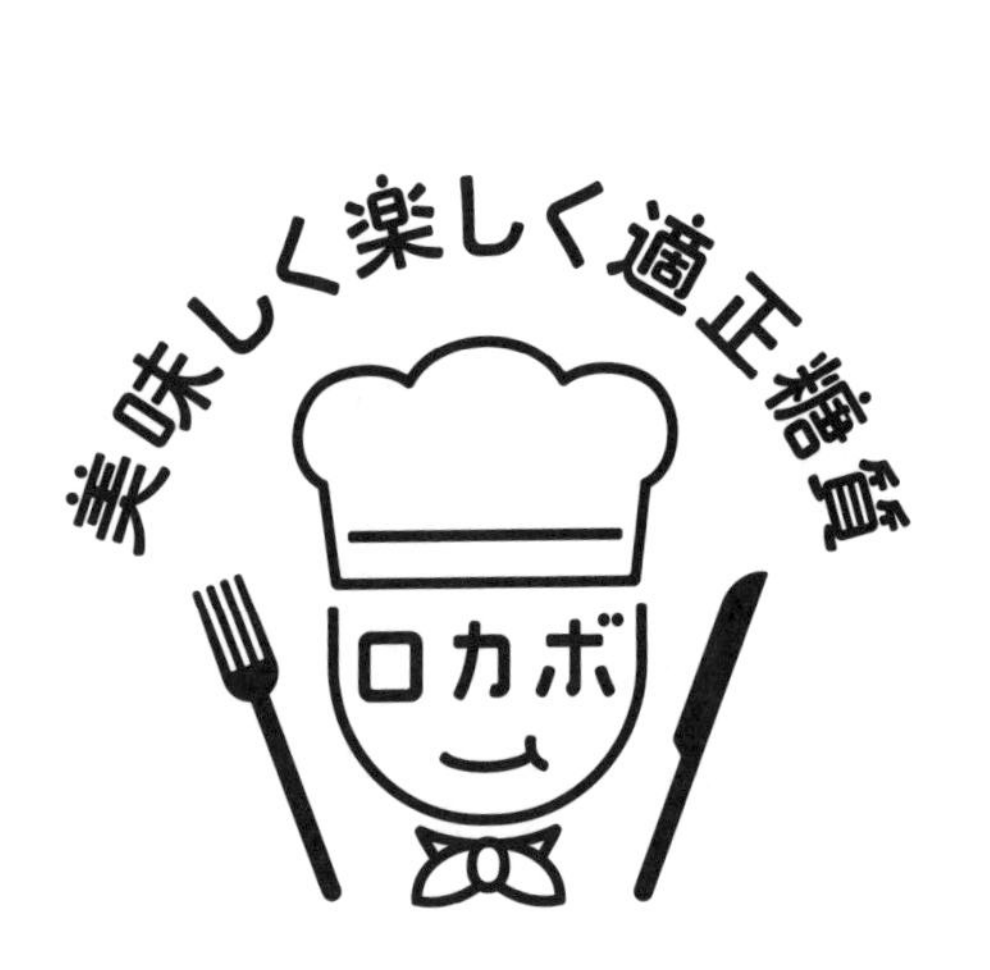
美味しく楽しく適正糖質
ロカボ

ファストフードも甘いものも「禁止しなくていい」食べ方

ファストフードもNGじゃない！　糖質疲労を予防してくれる食べ方

ファストフードは大好きだけれど、健康のために避けているという方もいらっしゃるようです。実は、私もファストフードは大好きです。おいしく手軽なファストフードは、その一方で、生活習慣病の源（敵）だとみなされがちなことは確かです。

ここでは、いかにファストフードを楽しみながら、糖質疲労を予防し、健康増進・パフォーマンス向上につなげるかを考えてみましょう。

「糖質控えめ、たんぱく質と脂質を十分に」という概念であれば、ファストフード店でメニューを選ぶことは可能です。減らす（我慢する）意識ではなく、加える（満足感も上げる）意識で、糖質疲労の予防ができます！

まず、**通常のバンズ（シンプルなハンバーガーだけ）で糖質量は約30g。**（おにぎり1個は糖質約38g）であることを覚えておきましょう。

ファストフード店のメニューから、メインのバーガーは1個だけにします。ただ、それだけでは物足りません。ぜひ、中身（バンズで挟む具材）を増やしてください。「パテを2倍」あるいは「チーズを2倍」あるいはその両方を選択します。

サイドメニューなら、ポテトはパスして、代わりにナゲットを。実はナゲットだと個数によってはバーガーと合わせて糖質40gを超える場合もあるのですが、そのオーバーはわずか。つけるソースやケチャップの糖質量にさえ気をつけていただければ、そのオーバー分の糖質量で食後高血糖（糖質疲労）を招くことには通常なりません。**たんぱく質や脂質の摂取でブレーキがきくので、おにぎり1個（糖質約38g）より糖質量が多くても血糖上昇は抑制できるのです。**

ドリンクはゼロ飲料か、コーヒー・お茶など無糖のものを選択し、サイドメニューはナゲットではなくサラダをプラスしていただいても結構です。

一方で、スクランブルエッグやハムエッグ、ゆで卵、からあげ、野菜サラダなどは糖質が少なく、たんぱく質あるいは脂質が豊富です。こうした食品を加えるのは全く問題ないどころか、積極的にお勧めしたいです。

パテ&チーズダブルバーガーにたっぷりレタス、ベーコンエッグを挟み、マヨネーズを足す。食事の満足感を高めるカスタマイズを楽しめたら最高ですね。ロカボの理にもかなう食べ方の中で、おいしさを倍増させてください。キュウリやクレソン、トマト、パセリなどをプラスするのももちろんOKです。

フライドチキンがお好きな方は、ファストフードショップでフライドチキンを選択するということもあるでしょう。通常のフライドチキンで1個あたりの糖質量が10g弱（まわりに揚げ粉がついているからです）。

フライドチキン4個とコールスローサラダ（小）ですとか、**フライドチキン屋さんのハンバーガー1個（糖質量30g程度）にフライドチキン1個という食べ方で糖質量は40gに収まります。**

血糖値が心配で「お酒をやめる」と血糖値上昇を招く？

お酒がお好きな方は、何を飲むかも重要ですよね。お酒について述べると、血糖の観点からは「お酒は楽しむべし」です。**蒸留酒（焼酎、ウイスキー、ジン、ウォッカなど）は糖質ゼロなので、どのお酒も全く問題ありません。**

一方、醸造酒は糖質を含みます。日本酒で1合あたりの糖質量は8～9gなので、主食を調整すれば2合までで晩酌が楽しめます。ビールについても、最初のジョッキ1杯（500㎖）は気にせず楽しみ、2杯目からハイボールにチェンジするなど工夫してはいかがでしょうか。

糖質ゼロビールであれば、蒸留酒同様に全く問題ないことになります。**ワインについては、辛口であれば、グラス1杯で糖質量は1gもありません。ボトル1／2本程度であれば糖質量としては5g前後です。**

さらに、お酒好きの方には朗報があります。オーストラリアの研究者たちが実施した、このような研究があります。

まず、最初に研究者たちは、アルコールドリンクを単品として飲んだ際に血糖値がどうなるのかを検証しました。すると、同じカロリー量で飲んだとき、ビールが一番血糖値を上げ、ワインとジンはほぼ血糖値に影響を与えませんでした（含まれる糖質量に応じて血糖値を上昇させていたので、予想どおりの結果でした）。

次に研究者たちが実施したのが、食事と一緒に飲むときに血糖値がどうなるかという研究です。パンと一緒に飲むドリンクとして比較した結果、ワインとジンが一番血糖値が上がらなかったのは当然なのですが、**驚いたことに、パンとお水よりもパンとビールのほうが血糖値上昇が抑制されていたのです**[74]。

なぜ、糖質量では一番多くなるパンとビールよりも糖質量としてはワインやジンと同じになるはずのパンとお水のほうが血糖値を上昇させるのか、については明確な回答は出ていません。私自身は、アルコールの作用で、肝臓からの糖新生（肝臓が24時間連続して行っているブドウ糖を血液に放出する作用のこと）が抑制されるからではないかと考えています。もちろん、バッカス（お酒の神様）がお酒好きたちを守ろうとしてくださっている可能性も捨てきれませんが……。

ただし、知っておいていただきたいのが、適量飲酒という概念。アルコール飲料はWHOが認める発がん性物質です。アルコールの種類を問わず、純アルコール量として1日20g程度までがよしとされたりしています（各国で設定は異なります）。

また、梅酒や甘いジュースなどで割ったカクテルなどは糖質量が多いとお考えください。

そしてお酒はあくまでも食事をおいしく食べるための飲料です。

ハイボールとからあげ、ナッツ。ワインとチーズ、おいしいオリーブオイルをかけたカルパッチョサラダ。ロティ、ローストビーフ、お刺身、湯豆腐……。テーブルには、おいしいものをいっぱい並べてください。

繰り返しですが、ビールは単品では血糖値を上げます。**お酒はお酒を飲むために飲むものではなく、食事をおいしくするために飲むもの**なのです。

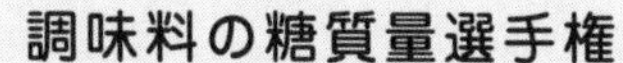

調味料の糖質量選手権

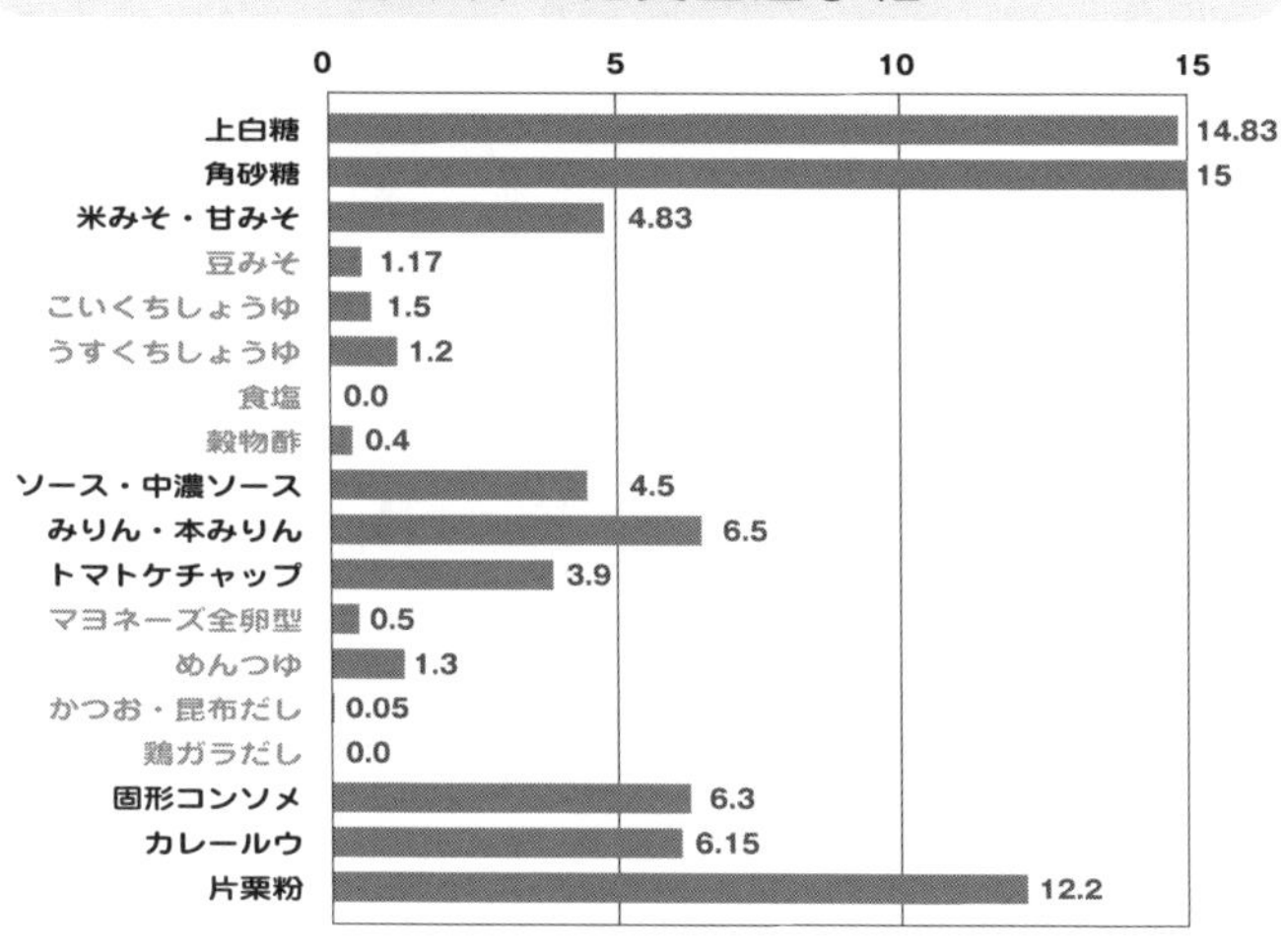

お酒の糖質量選手権

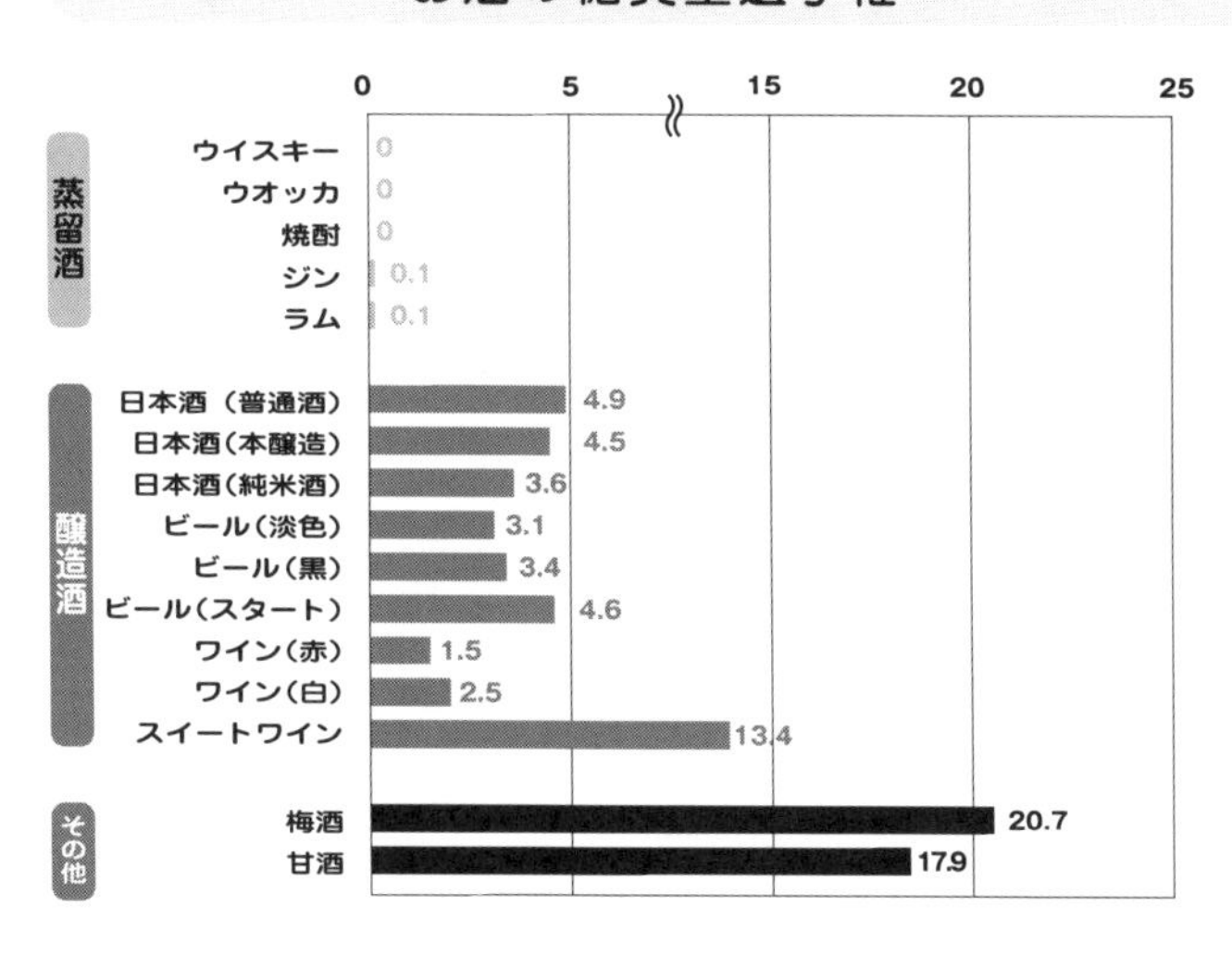

ストレス解消・脳疲労回復・ごほうびの「甘いもの」は食べ方次第

脳の健康、機能向上のために「甘いもの」を食べる必要があるとお考えの方も多いようです。その理由は、「脳細胞がブドウ糖を必要とするから」というものです。

確かに、脳細胞がエネルギーとして利用するメインは糖質です。

脳や脊髄、網膜など神経組織にある血管は、神経組織に血液から必要ないものが入り込まないように管理する、言わば「関所」のような機能を備えています。これが「血液脳関門」というはたらきで、脂質は血液脳関門を通過できません。

ほかには、赤血球もエネルギー源としてブドウ糖しか利用できません。脂質を燃やすために必要なミトコンドリアという細胞内器官が存在しないからです。

脳と赤血球が1日に消費する糖質量は約130g。体格や性別、運動量に関係なく、この量の糖質は身体としては必要ということです[70][71]。

しかし、口から食べなくても、この必要量をまかなう仕組みが人体にはあります。

肝臓が、様々な物質を材料として血液に放出するブドウ糖の量が1日約150g以上ある[53]**のです。**

糖質は体にとって大切なエネルギー源ですが、この肝臓のはたらきのおかげで、脳や赤血球のために必要な糖質は、全く口から得られなかったとしても、不足することはありません。

それでも「甘いもの」には癒しがあるから食べたい。そんな方も多いと思います。それは甘党の私自身も同じです。

というのも、緊張状態は、血糖値のコントロールという面でも、よい作用をもたらしません。精神が緊張している状況では、自律神経の中で交感神経という神経系が高ぶっています。

この交感神経系をつかさどるカテコラミンというホルモンは血糖値を上げてしまうことがわかっています。実際、何の飲食をしなくても、会議に出席しているだけで血糖値を50mg／dℓ近く上昇させたビジネスパーソンは私の外来にたくさんいらっしゃいます。

一方、リラックスしたときにはたらくのが副交感神経です。ＧＬＰ－１やＧＩＰといったインクレチンが太らせることなく血糖値上昇を抑制するとお伝えしましたが、このうち、ＧＬＰ－１にはホルモンとしての作用に加えて、副交感神経系を使って血糖値上昇を抑制するという機序があるとされています。

その意味では、**リラックスすることそのものが、糖質疲労の予防・回復につながる**と考えてよいでしょう。

血糖値を上げない「甘いもの」を思う存分楽しもう

心をリラックスさせてくれる甘いもの。私はそれを、人工甘味料によって楽しむことをご提案しています。

人工甘味料は怖いものなのではないかと懸念する方もいらっしゃることでしょう。

２０２３年に世界保健機関（ＷＨＯ）によって発表された「人工甘味料は体重減量に推奨できない」という報告[75]や、「ＷＨＯ」傘下の「国際がん研究機関（ＩＡＲＣ）」

によって同じく2023年に発表された「アスパルテームには発がん性の可能性がある」との見解[76]に、人工甘味料は危険だと見なす風潮が強まったように感じます。

確かに人工甘味料の発がん性を指摘する論文は存在していて、有名なところではサッカリンは雄のラットに与えるとがんが起こりやすいとの報告があります。しかし、雌のラットでも雄のマウスでも、そうはなりませんでした[77]。人間の場合は言わずもがなで、根拠になど到底なり得ません。米国ではサッカリンが一度販売停止になったものの、その後再許可されています。

そして、アスパルテームに関する2023年の見解の中身は、アスパルテームを「漬物」と同じ程度のリスクとしたということにすぎません。それは、4段階ある発がん性のうち下から2番目の「2B」に指定したということなのです。漬物以外では、わらびの摂取などと同レベルで、発がん性のもっとも高い「1」にはたばこやアルコールの摂取などが含まれます。

人工甘味料と人間のがんとの因果関係をはっきりと証明した論文はいまのところ存在せず、エビデンスはありません。「人工甘味料を摂取するとがんになるのでは?」

と警戒する必要はないのです。

なお、現在、日本で広く普及している人工甘味料の１つに「エリスリトール」があります。果物の発酵食品から抽出されるなどした天然由来の甘味料で、炭水化物の一つ「糖アルコール」に分類されますが、カロリーはありません。

摂取しても小腸から吸収され、血中を経てそのまま尿で排せつされるためエネルギーにならず血糖値も上がりません。米国食品医薬品庁「ＦＤＡ」と欧州の医薬品庁「ＥＭＡ」がともに「上限値を設定する必要がない」としており、間違いなく安全な食品と言えます。

エリスリトール以外でよく使われる人工甘味料に「アスパルテーム」、「スクラロース」、そして天然甘味料の「ステビア」や「羅漢果エキス」があります。羅漢果も上限量は決められていませんが、アスパルテーム、スクラロース、アセスルファムカリウムなどには上限量が決められています。**ただ、1日あたり缶ジュース15本分程度と普通の食生活では摂取しない量なので、普段使いするのであれば問題ありません。**

日本でよく使用される人工甘味料の上限量は次のとおりです。上限量を摂取するのに必要なショートケーキの個数で示しておきますが、上限量を超えることがまず不可能だとご理解いただけるでしょう。

甘いものを食べたいときは、血糖値を上げない甘味料を楽しめばいいのです。人工甘味料なら、上限量を気にすることなく、思う存分楽しむことが可能です。

- アスパルテーム（甘さは砂糖の100～200倍とされる）
  1日の許容摂取量／体重60kgの人でショートケーキ16個分
- アセスルファムカリウム（甘さは砂糖の約200倍とされる）
  1日の許容摂取量／体重60kgの人でショートケーキ6個分
- スクラロース（甘さは砂糖の約600倍とされる）
  1日の許容摂取量／体重60kgの人でショートケーキ18個分

「満腹中枢」を正常に戻すには、たんぱく質と脂質を「お腹いっぱい」食べなさい

ロカボについてご説明するとき、私は **「エネルギー不足にならないよう、とにかく満腹を感じるまで食べてください」** と話します。

現在BMI（体格指数）が日本で肥満とされる25を超えていないなら、摂取カロリーについてはいっさい気にする必要はありません。

繰り返しになりますが、たんぱく質や脂質をしっかりとれば、消化管ホルモンの「グルカゴン様ペプチド－1（GLP－1）」、「血糖依存性インスリン分泌刺激ペプチド（GIP）」「ペプチドYY（PYY）」などの分泌が高まって、満腹中枢を刺激し、「お腹いっぱい」という感覚で適正なエネルギー摂取であることを教えてくれます[11][13][59]。

また、たんぱく質や脂質の満腹感は長もちします。胃から分泌され、空腹を感じさせるホルモン「グレリン」の分泌を、糖質と比べて長く抑えるためです[17][69]。

このようなメカニズムのため、ロカボでは食べすぎの心配はないのです。

先にも述べたとおり、「健康と美容のためにカロリー制限がいい」とされていたのは、過去の話。現在は、寿命の延伸やアンチエイジングには逆効果という懸念が示され、変にカロリー制限を意識して栄養不足になるのは本末転倒だと明らかになっているのです。安心して、お腹いっぱい食べていきましょう。

一方、ＢＭＩが25を超えている人の場合でも、基本的には摂取カロリーを意識する必要はありません。確実な肥満の解消を保証することはできませんが、ロカボを実践すれば体重の減量は確実に生じます[78]。

私の患者さんで体重115kgで初診された糖尿病の方がいます。その方はロカボを実践し、著明な高血糖が薬物療法なしでほぼ正常化しています。しかし、まだ体重は100kgちょっとあります。身長175cm程度ですので、まだ肥満ではあります。この方には腰痛も膝痛もありません。この方の体重をもっと減らすように指導するべきなのか、私は悩んでいます。

幸い、最近では、先ほどのＧＬＰ－１（やＧＩＰ）を模したお薬が、肥満症治療薬としても登場しています。もし、将来、この方が整形外科的な理由で減量を希望したら、効果が不確実でリバウンドがほぼ必至のカロリー制限食よりも、私は薬物療法を選択するかもしれません。

ゆるい糖質制限で、自然と「減塩」になる

食事をとる上で、ロカボに加えて意識していただくことをお勧めしたいのが「減塩」です。

ゆるやかな糖質制限で血圧が改善したというデータがあります[78]。この理由としては、おそらくは肥満を改善したことによる二次的なものだろうと思います。しかし、肥満でない私自身（私の家系は父母ともに高血圧の家系です）は、ロカボに取り組んでから血圧が正常のままで推移しています。それはおのずと減塩になっているからであろうと思います。

私が拝見している患者さんの中には、主食を控えておかずを増やすとおのずと塩分摂取が過剰になるのではないかと懸念なさる方がいらっしゃいます。確かに外食で味

つけを変えずにおかずを増やせばおのずと塩分摂取は増えることでしょう。

しかし、自宅で主食を減らしておかずを増やそうと思うと、それまでのおかずの味つけではしょっぱくて食べきれなくなるのです。結果として、我が家の食卓の味つけは減塩になっています。実際、昔は有塩（普通の）バターのほうがおいしいと思っていましたが、いまでは無塩バターでないとしょっぱく感じるようになっています。

だからといって薄味をお勧めするわけではありません。

ロカボでは塩分ではなく、マヨネーズや無塩バターやオリーブオイルで味をつけることをお勧めしています。そうすれば、塩味としては薄味でも食の楽しみは下がりません。

ゴマ油、ラー油、生クリーム（最初から加糖されてホイップしてあるものはダメです）もいいですね。逆に塩分が濃いと、おいしさのバランスがとりづらくなるかもしれません。

老若男女みな取り組んでOK！「ロカボ」な生活

「たんぱく質をとるだけ」で簡単「筋トレ」

糖質疲労の解消をめざしてロカボを実践するとき、家族の食事とご自身の食事を分ける必要はありません。ロカボは子どもからお年寄りまで、デメリットは何もなく、誰にとってもメリットのある食べ方です。ご家族でぜひ「ゆるい糖質制限」に取り組んでください。

まず、最初に筋肉をつけるためのロカボというお話です。

忙しいビジネスパーソンで、ご自身のために乏しい時間をしぼりだし、24時間営業の筋トレジムに通っているという方もいらっしゃることでしょう。

そんな意識の高い方の中にこそ、プロテインドリンクを飲みつつ、脂質を控え、カロリーも控えめという方もいらっしゃるように感じます。一方で、筋トレをしない日にはそのたんぱく質（プロテインドリンク）も飲まないでいらっしゃる方が多いと聞きます（一般に筋トレは毎日でないほうが筋合成のために効率がよいとされます）。

まず、お知りおきいただきたいのは、**たんぱく質はそれを摂取するだけで、（筋トレをしなくても）筋合成のスイッチを入れるということです。それも、1食に偏ってたんぱく質を摂取するよりも、食事ごとに摂取するほうが筋合成の効率がよい**ことが報告されています[79]。

もちろん、筋トレ後のプロテインドリンクの価値を否定する気はありませんが[80]、筋トレをしない日にもぜひロカボを意識して、毎食毎食、きちんとたんぱく質とエネルギーを摂取していただきたいのです。

そして、この話は、筋トレをしていない人にも無縁ではありません。筋肉は筋トレをしていなければ、1年あたり1％ずつ減少していくものと考えられています。その意味では、誰しもが、筋肉をつけておく（少なくとも年に1％の減少を防ぐ）べきなのです。

筋肉の合成が始まるのに必要なたんぱく質量は若者の場合1食で10ｇ、高齢者の場合は1食約20ｇとされています[81]。その意味では、実は、若者はボディビルディングに興味がなければ、さほどたくさんのたんぱく質を摂取する必要はありません。その一方で、**ビジネスパーソンとして社会で活躍するような世代になったら、若者よりも多くたんぱく質を摂取することが筋肉の維持に必須なのです。**

ロカボは、毎食で糖質を控え、たんぱく質と脂質をしっかりと食べようとする食べ方です。ロカボ実践者の平均的なたんぱく質摂取量は体重1kgあたり1・6ｇで[82]、それは、たんぱく質が筋肉の材料として使われるのに、もっとも効率のいい量です[83][84]。それ以上たんぱく質を食べても筋合成のスピードは頭打ちになってしまうのです。

これを3食に均等に分ければ、体重が40kgの方（1日64ｇ）でも1食20ｇを超えることをご理解いただけると思います。**ロカボは食べるだけで誰しもが筋肉量を増やせる食トレと言えるでしょう。**

ちなみに、ボディビルダーたちが食べているたんぱく質の量が、体重1kgあたり2・0～3・0g程度です。

中性脂肪も高血圧も「ロカボ」な食事で大改善

糖質疲労は、健診では気づかれない食後高血糖で生じる症状であり、その解決法がロカボですが、実は、ロカボには血糖以外にも効能があります。

メタボリックドミノをご覧いただければおわかりいただけると思いますが、食後高血糖あるいは血糖値スパイクは、飢餓感からエネルギーの過剰摂取を生み、肥満、高脂血症、高血圧症を招くからです。

高血圧症は日本人の3人に1人と言われ、高脂血症についても日本人の6人に1人くらいがそうであると考えられています。食後高血糖もそうですが、高血圧症も高脂血症もほとんどの場合、自覚症状はありません。幸い、糖質疲労と異なりこれらの疾病は健診でひっかかりやすいので健診の結果をご覧になると血圧や脂質についての指摘があることに気づく方も多いのではないでしょうか?

残念なことに高脂血症があると、多くの医療機関で食べる油脂を控えましょうといまも指導されるようです。そして、再三申し上げていますように、脂質制限食には何らかの医学的な有効性はありません[85]。どうぞ、安心して油脂を摂取し、ロカボに取り組んでください。少なくともロカボによって中性脂肪は下がります。また、経験則としてコレステロールも下がります[65]。

血圧については減塩が重要であることは前述していますが、これも経験則として下がります[65]。

メタボ健診(特定健診)で、積極的支援の対象とされた方はもちろん、動機づけ支援で済んでいる方も、ぜひ、ロカボに取り組んでみてください。

妊婦こそ気をつけたい「カロリー制限の罠」

最近では、女性の初産の平均年齢は約31歳だそうです。以前に比べて出産年齢が高くなっているのですが、また、血糖異常を呈する妊婦さんも増えていることが知られています。

この現象の背景として、妊娠中の生理的な血糖調整に関する変化の影響があります。母体は赤ちゃん（胎児）に発育のエネルギーを届ける必要があるので、妊娠前よりもエネルギー（ブドウ糖など）を自分では速やかに吸収せず、胎盤を通じて赤ちゃんに届ける必要があります。だからこそ、**妊娠前よりも血糖値が上がりやすくなります**（このような状況を〝インスリン抵抗性が高くなる〟と表現します）。

一方で、高血糖の母体の赤ちゃんは、巨大児や肩甲難産の確率が高くなり、著明な高血糖を呈する母体の赤ちゃんでは、流産や奇形の確率も上昇してしまいます。こうしたことから、妊娠糖尿病（母体が高血糖であることにより、母児にトラブルが起こる確率が高くなっている状態）は、一般の糖尿病よりも診断基準が厳しく（たとえば空腹時血糖値92㎎／dℓ以上など）なっており、妊娠糖尿病の有無にかかわらず、妊娠中の血糖管理目標は、食前血糖値95㎎／dℓ未満、食後1時間値140㎎／dℓ未満、食後2時間値120㎎／dℓ未満とされています。一般人の血糖は食後1時間であれ、2時間であれ140㎎／dℓが上限とされていますので、妊婦さんはより厳しい基準になっていることがおわかりいただけると思います。

そして、母体の高血糖は、出産時の赤ちゃんのトラブルにつながるだけでは済まないとされています。**生まれた赤ちゃんが将来的に肥満、糖尿病、脂質代謝異常、高血圧を起こすリスクが正常児と比べて高くなるのです。**

その一方で、我が国では母体の高血糖の対処のためにカロリー制限がいまも（科学的根拠はなく経験論で）推奨されているのですが、カロリー制限をしてしまうと、食後高血糖を管理できません。結果としてインスリン注射を求められる妊婦さんが多いようです。さらに、低出生体重児といって、確かに奇形はなかったけれども出生体重が少ないという赤ちゃんが多くなっています。そして、出生体重が少ない（つまり、小さい）赤ちゃんも、高血糖の妊婦さんから生まれた巨大児と同じように、将来の肥満や糖尿病の確率が高くなることが知られています[86]。

食後高血糖に伴う巨大児も、エネルギー制限による低出生体重児も、いずれも生まれながらにして将来の病気の確率が高くなってしまうのです。

私は、血糖異常を合併している妊婦さんにはロカボよりも糖質摂取量を増やして、1日175g程度の糖質摂取を勧めています。糖質摂取量を増やす理由はケトン体産生を避けるためです。

一般の状況では、1日50g以下の糖質摂取にしないとケトン体は出ないと前に記載しましたが、妊婦さんでは赤ちゃんに糖質を受け渡す分、もう少し糖質を増やさないとケトン体が出るようになります。母体のケトン体は赤ちゃんにとっては胎盤を介して得られるエネルギー源であり、母体のケトン体が赤ちゃんにとって有害かどうかは不明なのですが[87]、昔の論文に母体のケトン体の濃度の高さが、将来のお子さんの発育の悪さと関係しているというものがあるのです[88]。母体のケトン体の濃度は赤ちゃんの発育に必要なことはあれ、有害なことなど全くないとする産科医もいらっしゃるのですが、大多数の意見にはなっていません。つまり、本当にケトン体が悪者なのか、ケトン体は無害な傍観者なのか、は誰にもわかっていないのです。ただ、私は安全策をとってケトン体産生を避けることをお勧めしています。

先ほど、ケトン体を問題なしとするのは大多数の意見になっていないという表現をしました。本来、こうしたことは、科学的な研究結果をもって判断をするべきなのですが、妊婦を対象にした無作為比較試験というものには、研究者たちもかなり慎重になるので、論文の数が圧倒的に少ないのです。

世界的に見て、血糖異常のある妊婦さんや生まれてくる赤ちゃんの状況を改善できる食事法は確立されていません[89]。

知っておいていただきたいことは、**日本において食後高血糖を呈する妊婦さんに推奨されがちなカロリー制限にも指導してよいと胸を張れる根拠はどこにも存在せず**[90][91]、**かえって低出生体重児という赤ちゃんにとってのリスクはありえるということです。**

依存性のある「果糖」からいかに子どもを守るか

赤ちゃんが生まれれば、お子さんは胎盤からではなく、母乳を通じて栄養を摂取するようになります。母乳に含まれる糖質としては、本来、乳糖（ブドウ糖とガラクトースが結合した糖質）が主要なものになるのですが、母体がジュースを多飲していると、果糖も母乳に入ります。

理由は不明ですが、**母体の果糖の血中濃度よりも、母乳の果糖の濃度のほうが濃縮されているというデータもあり**[92]**、高濃度に果糖が赤ちゃんに供給されることになります。**

次頁の表は、赤ちゃんの体組成と母乳中の栄養素との関係です。やはり乳糖が体の発育（筋肉や内臓の合成）に一番寄与しています。一方、果糖はただただ体脂肪を増やす力が強いのです。ブドウ糖は両者の中間という具合です[93]。

離乳食から後も、少なくとも10年近く、お子さんの食べ物、飲み物は親御さんをは

母乳の栄養成分が
赤ちゃんの体格に与える影響の大きさ

＊「標準化偏回帰係数」という数字で表現しています。
＊数字が大きいほど与える影響が大きいことを示しています。

体格指標	母乳の栄養成分	影響の大きさ
身長	果糖	0
	乳糖	-1
	ブドウ糖	0
体重	果糖	257
	乳糖	26
	ブドウ糖	-1
筋肉などの量（除脂肪量）	果糖	170
	乳糖	224
	ブドウ糖	-2
体脂肪量	果糖	131
	乳糖	-32
	ブドウ糖	0

Nutrients 2017; 9: 146 の Table 3 より

じめとする周囲の大人たちが提供することになるわけですが、**果糖には依存性があって、小さい頃から果糖にさらされていると、やめられなくなってしまうとの説があります**［3］。

もちろん、肥満でもないお子さんにロカボを含めて食事の制限を考える必要性は一般にはないのですが、果糖を与えることにはぜひ躊躇していただきたいです。

子どもたちの健康は、親や周囲の大人の知識と、社会環境で左右されるのです。そして、小児期の肥満はそのまま将来の成人後の肥満と関わっていることが報告されています［94］［95］。

先に紹介したメタボリックドミノは、メタボに悩む大人だけの問題ではないということです。昔と比べて2型糖尿病を発症する子どもは増えています。糖質、とくに果糖過多の食生活に傾いている現在、「ゆるい糖質制限」は、必須ではないにしても、少なくとも子どもの健康づくりの一助になることでしょう。

「認知症リスク」を高め、「骨質」を悪くする糖質疲労

いま、健康寿命を延伸することの重要性が言われています。

健康寿命とは、健康上の問題で日常生活が制限されることなく生活できる期間のことを言い、2019年時点で男性72・7歳、女性75・4歳です。同じ2019年における平均寿命が男性81・4歳、女性87・5歳。つまり、生きてはいるけれども、健康上の問題で日常生活が制限されているという状態（寝たきりと表現すると理解しやすいかもしれません）が、男性で9年、女性で12年あるということです。

寝たきりとなる（要支援・要介護となる）原因としては、脳卒中、認知症、衰弱、骨折、関節疾患がトップ5とされています。

トップの脳卒中は、メタボリックドミノで言うところのマクロアンギオパチーの1つです。そして、第2位の認知症もメタボリックドミノの最下段に入っています。

認知症の定義は、「一度正常に発達した認知機能が、何らかの理由により持続的に

低下し、生活に障害が生じた状態」で、「何らかの理由」として多いのが、脳細胞を死滅させるアルツハイマー病やレビー小体病、脳卒中などの病気です。

こうした病気と、食後の血糖値が上昇し、反動で下がる血糖値スパイクは大変関係があります[96]。

脳細胞の死滅を起こす病気の中で、**認知症の原因疾患の約7割を占めるとされるアルツハイマー病の発症リスクは、血糖異常の人は、そうでない人より1・6倍高いことがわかっています**[97]。

原因として考えられているのは、**食後高血糖とその後の肥満によるインスリンのはたらきの低下**です。

アルツハイマー病では脳内にアミロイドβという物質が蓄積し、脳細胞の死滅を招きます。不要なアミロイドβの除去には、実は、インスリン処理で使われる「インスリン分解酵素」が必要なのですが、高血糖が常態化しているとインスリン分解酵素はインスリンの処理にかかりきりとなり、アミロイドβの除去にまわれません。そのためアルツハイマー病の発症リスクが高まると考えられています[98]。

そして、血糖値スパイクが起こると酸化ストレスが大量に発生し、血管を傷つけるので、血糖値スパイクを繰り返せば、「傷↑↓修復」の繰り返しで動脈硬化が進み、脳梗塞など脳細胞の死滅を招く病気につながるリスクも高まります[25]。**血糖値の上下動の大きさ（＝血糖値スパイクの大きさ）と認知機能とに負の相関（血糖値の上下動が大きい人ほど認知機能の点数が低くなっている）という報告があります**[96]。この研究では、アルツハイマー病なのか、血管性の認知症なのかの区別はありませんが、いずれの機序でも脳に負担がかかると考えてよいでしょう。

一方、中高年以上の世代になると生活の質を保つため「つまずき・転倒・骨折予防」が大事ですね。運動器の障害から自立度が下がり、健康寿命にストップをかけてしまうことは多いです。

筋肉・筋力とともに、骨の質を保つためにも、血糖異常を防ぎましょう。**糖化ストレスは、骨の構造部分のコラーゲン（たんぱく質）を変性させ、ちょっとした衝撃で**

も折れやすい「骨質」になってしまうのです。

骨の強度は、カルシウムの沈着量（骨密度）と、コラーゲンの質のよさ（骨質）の両方で保たれます。

鉄筋コンクリート構造の建物を例にすると、骨組みの鉄骨がコラーゲンで、コンクリートにあたるのがカルシウム沈着。骨組みコラーゲンが糖化反応で弱っていると、構造的にとてももろくなります。骨密度検査ではカルシウムの沈着量しか見ることはできません。骨密度は悪くないのに簡単に骨折してしまった――そんな糖尿病患者さんもいらっしゃいます。

運動機能は年齢を重ねるほど大事な健康資産。これを維持・増強するためにも高血糖を防ぐ食生活をしたいものです。

高血糖や肥満になると「免疫力が落ちる」理由

新型コロナウイルス感染症の影響なのか、最近の健康情報には「免疫力を上げる」

とか「免疫アップ」などのコピーを冠するものが本当に多く見られます。しかし、医学的に考えると、「免疫力をアップする」という志向そのものに疑問を感じます。

そもそも人間の免疫力は、生育した段階で完成していて、何らかの「非常時にはたらくもの」です。何かの理由でそれが機能しない、免疫力が低下することは避けるべきですし、治療すべきです。

しかし、免疫のはたらきが過剰になるのも、自己免疫疾患やアレルギー性疾患などのように防ぎたいこと、治療すべきことのはず。不必要な免疫反応は起こらないほうがいい。必要な免疫反応が、適切なタイミングではたらき、適切なタイミングで終息することが「完成された免疫力」の在りようでしょう。

ですから、「免疫力を上げる」「免疫アップ」がどのような状態を目的とし、どのような状態を指すのか、不明だというのが私の認識です。

そのような認識の上で、**血糖値を上げない食べ方、ロカボには免疫力を低下させない効果もある**と考えています。

なぜなら**血糖値が正常範囲で安定していると、白血球など免疫を担うすべての細胞が最適にはたらける環境にある**と言えるからです。**高血糖や肥満状態になると、過剰な免疫反応を抑制する免疫チェックポイントが出現する**という仮説があります[99]。すると生体防御の中核である白血球が細菌やウイルスと戦うのをやめてしまうのです。

新型コロナウイルス（COVID－19）パンデミックの際、糖尿病の人が新型コロナウイルスに罹患する確率は一般の人と相違ないものの、重症化する確率は高かったと報告されています[100]。こうした事態の背景に、先のメカニズムもあると考えられます。

こうしたメカニズムから、免疫力を保つために「高血糖を防ぐ」ことが必要と言え、ロカボは適していると言えるでしょう。

食後高血糖を防げば腸内細菌が良好に！

最後におまけとして、いまはやりの腸内細菌の話（まだ仮説にすぎません）を記載しておきます。

腸内細菌や遺伝子多型を基に、個別に食後血糖値の動きを予測して、個別の食事指導をできるようなプログラムを開発しようとした研究があります[101]。その結果、（経験のある管理栄養士の指導と同じくらい）優れたプログラムが出来上がったのですが、この研究で分かったことの1つが、**食後高血糖をきたす食べ方をしていると腸内細菌叢でいわゆる悪玉菌が増え、食後高血糖を来さない食べ方をしているといわゆる善玉菌が増えていた**ことです。

腸内細菌を善玉にして身体によいことを起こしてもらおうという概念が一般的に流布していますが、実は、食後高血糖を起こさないようにしていれば、つまり、ロカボをしていれば、逆に腸内細菌の方もよくなってくれるものと期待されます。

Chapter 4

調べてみよう！あなたは糖質疲労？

まずは自分の「食後の血糖値」を知ろう

ドラッグストアで簡単に食後血糖値は測定できる！

この章では、糖質疲労の改善やメタボリックドミノの倒壊予防のために、血糖値管理を行う具体的な方法をお伝えします。

まず、血糖値を管理するには、自分の「食後血糖値」を知り、その値によって食生活を見直し、管理していくことがもっとも具体的、合理的です。健康診断で測定されるのは「空腹時血糖値」で、食後血糖値は別ものであることはお伝えしたとおりです。

食後の血糖値を測定する方法はいくつかあります。

自宅で使える血糖測定器は誰でも、高度管理医療機器販売資格のある薬局やドラッグストアで購入できます。血糖測定器のメーカーの中には、糖尿病の患者さん向けの製品に限らず、健康な人のさらなる健康増進、アスリートのパフォーマンス向上などのための製品開発に、すでに積極的な企業もあるという時代なのです。

製品の精度は高く、どの測定器も品質にほとんど優劣はないようです。こうした測定器は1万円前後しますが、値段の安いものは測定の精度が低いのではなく、血糖値のメモリーの回数（何回分の測定結果を記憶しておけるか）が少ないだけです。その意味では、お安いものでも十分でしょう。また、どの測定器も指先から1滴の血液をとる必要がありますが、1滴（買ったばかりのボールペンの先についているカバーの丸いプラスチックくらいの量）の量が少ないので、痛みは極めてわずかです。どうぞご安心ください。

また、最近ではご自身で血液を毎回とる必要なく血糖値を測定できる機器も出ています。持続グルコースモニタリングと呼ばれる機器です。

持続グルコースモニタリングは、直接、血液中のブドウ糖濃度を調べているわけではなく、皮膚の下の組織液のブドウ糖濃度を持続的に調べています。血糖値と組織液のブドウ糖濃度は密接に関わっているので、組織液のブドウ糖濃度から血糖値を推測するという形で数値を表現しています。

かつては皮膚（上腕やお腹）に張りつけるセンサーのほかに、リーダーと呼ばれる機器が必要でしたが、最近では、アプリをダウンロードしたスマートホンで数値を読み込めるようになりました。高血糖や低血糖の際に勝手にアラームを鳴らしてくれるように設定することも可能ですので、糖質疲労、ひいては、反応性低血糖を生じているような方にとっては画期的な器械になるものと思います。

センサーは機種により1週間から2週間程度で交換が必要になりますが、必ずしも年がら年中モニタリングをせずとも、どういう食事をすると血糖値が乱高下するのか、どういう食べ方をするとそれをコントロールできるのかをつかんでしまったら、後は、そういう生活をするだけでよいわけです。実際にセンサーを装着するのは、数か月に1回という使い方でよいでしょう。

一方、わざわざ測定器の購入はしたくないなという方もいらっしゃると思います。そういう方にはドラッグストア（ただし、検体測定室というスペースを併設しているお店に限定されます）での測定が手軽です。料金は1回500円程度なので、本当に手軽ですね。ここではそのサービスを利用する方法をご紹介しましょう。

STEP1
食事開始1時間後に「血糖値測定」ができるドラッグストアを探す

身近なドラッグストアで「検体測定室」を併設している店を探して、店員さんに希望する日時に測定が可能か、念のために確認しましょう。

STEP2
おにぎり2個と野菜ジュース1本のランチを食べる

食後血糖値測定をする予定日の昼は、おにぎり2個と野菜ジュース1本のランチに。おにぎりの具は何でもOK。ただし、比較的に血糖値の変動をリアルに把握できるのは「うめ」「おかか」「昆布」など脂質やたんぱく質が少ないもの。

STEP 3
1口目を食べてから1時間後の血糖値を測定

ドラッグストアへ行き、「1口目から1時間後」の血液で血糖値を測定してもらう。

食後血糖値と体重(ウエスト径)から自分のタイプを知る

さて、ここまでで、食後血糖値が140mg/dℓ以上だった場合には、以下の記述をお読みいただき、ご自身のタイプ分類をなさってみてください。

なお、食後血糖値が200mg/dℓ以上だった場合には、糖尿病の診断基準を満たしていることになります。ぜひ、お近くの医療機関を受診してください。万一、その医療機関で精密検査を受けた後で〝この程度ならまだ治療は不要だ〟というようなことを言われたら、〝ロカボは始めるべきだけれどもまだ薬物療法は不要だ〟と言われたのだと解釈してください。

なお、これから述べるタイプ分類は、既存の教科書にはない概念です。**食後高血糖に影響を与えるインスリン分泌の多寡を、20歳からの体重（あるいは20歳の頃は筋肉もりもりだったという方についてはウェスト径）の変化でとらえることで、その対応を考えるという、本書で新たに提唱する考え方です。**

これまでは体重の指標、ＢＭＩ（体格指数＝体重÷身長÷身長：ただし、身長はｍで表した数値）で考えることが一般的だったのですが、個々の適正体重を評価するのは難しいためです。

実際、かつてはＢＭＩ22がベストであるかのように言われていたのですが、元のデータを確認すると18・5から25あたりがベストで広い幅があるのです。しかも、糖尿病の方（メタボリックドミノで糖質疲労の先の方たちですが）では、ＢＭＩ18・5未満の方の死亡率が高いだけで、ＢＭＩ25未満の人と25以上の人とに死亡率の差異はないのです。実際、20歳の頃に筋肉隆々だった方が、筋肉をこそげ落とすことで健康になれるとは到底考えられません。一方で、20歳以降に筋トレで体重を増やすことはとても困難です。そこで、20歳からの体重の変化を体脂肪の増加と考えることとしました。また、筋肉が落ちて体脂肪が増えた方もいらっしゃる可能性を考え、そのような方たちでは、ウエスト径で考えていただくこととしました。

食後血糖値と体重（ウエスト径）から自分は次の4つのタイプ（A〜D）のどれに該当するか、当てはめてみてください。その上で、次ページからのタイプ別解説を参考に、ロカボを実践し、糖質疲労を予防・解消して、健康資産を充実させていってください。

タイプA

食後血糖値140mg／dℓ未満　＆　20歳の頃と比べ体重（あるいはウエスト径）に3kg（3cm）以上の増加なし

タイプB

食後血糖値１４０㎎／dℓ未満　&　20歳の頃と比べ体重（あるいはウエスト径）が３㎏（３㎝）以上は増えている

タイプC

食後血糖値１４０㎎／dℓ以上　&　20歳の頃と比べ体重（あるいはウエスト径）に３㎏（３㎝）以上の増加なし

タイプD

食後血糖値１４０㎎／dℓ以上　&　20歳の頃と比べ体重（あるいはウエスト径）が３㎏（３㎝）以上は増えている

タイプに合わせて「わたしのロカボ」を知る！

タイプA

食後血糖値140㎎／dℓ未満　&　20歳の頃と比べ体重（あるいはウエスト径）に3㎏（3㎝）以上の増加なし

しっかり食べて現状キープ！

◎食後血糖値は正常
◎血糖値スパイクの危険なし
◎ロカボ実践の第1の目的：健康の維持・増進

現在のところ、血糖異常やメタボリックドミノ転倒の心配は小さそうです。ただし、疲労を感じているのなら、その疲労には何か原因があるはずです。睡眠時間や残業時間や仕事上のストレスなどを振り返ってみてください。

そして、ロカボは食事をより楽しみながら、健康基盤をつくっていける食事法です。ぜひ、これまで以上に、食べることを楽しむ工夫をして、日々の食事を大切にしながら、いまも未来もハッピーにお過ごしください！

タイプB
食後血糖値140mg／dℓ未満　＆　20歳の頃と比べ体重（あるいはウエスト径）が3kg（3cm）以上は増えている

しっかり食べてダイエット！

◎食後血糖値は正常
◎血糖値スパイクの危険なし。でもインスリン分泌を増やしている

◎ロカボ実践の第1の目的：肥満の予防

ある意味、欧米人タイプとも言えるでしょう。糖質摂取を、良好なインスリン分泌でこなし、食後高血糖から逃れているという状況です。

現在のところ、すぐさま血糖異常につながるわけではありませんが、このタイプの場合、食後高血糖を介さずに肥満、メタボリックシンドロームを介して動脈硬化症へのドミノ倒しを起こす可能性があります。

そして、食後に疲労を感じているなら、実は糖質疲労の可能性は残されています。同じ糖質量であっても、人によってどんな食品で糖質を摂取するかにより食後の血糖値の上昇の仕方は変わります。おにぎりでは血糖値140mg／dℓにいかずとも、サンドイッチで血糖値140mg／dℓを超えるということはあり得るのです。

サンドイッチでも食後血糖値が140mg／dℓにいかないのであれば、その疲労については、睡眠時間や残業時間や仕事上のストレスなどを振り返ってみてください。

一方、ロカボを意識して、たんぱく質と脂質をしっかりとれば、満腹中枢のはたらきで暴飲暴食が防げ、代謝もアップします。食生活をロカボに転換し、肥満を防ぎながら、20歳の頃の体形を取り戻しましょう。

タイプC
食後血糖値 140mg／dℓ以上　＆　20歳の頃と比べ体重（あるいはウエスト径）に3kg（3cm）以上の増加なし

〝たっぷり油脂〟でエネルギープラス！

◎食後高血糖あり
◎インスリン分泌能力は低い
◎ロカボ実践の第1の目的：脂質を主とし、十分なエネルギー補給

このタイプが典型的な日本人にありがちな、とくにジョギングを愛好していて、ス

ポーツドリンクを飲んでいる方にありがちな糖質疲労のパターンです。

やせていて、外見的に健康そうに見えても、食後高血糖が生じ、糖質疲労の自覚がある。このタイプは、残念ながら、由緒正しい日本人の体質を引いていて、インスリン分泌能力が弱く（分泌が遅いか足りない）、血糖値管理が困難な体質とも言えます。すぐにもロカボを始め、食後高血糖を起こさず、必要な栄養をとる食習慣を整えていただきたく思います。

糖質を1食あたりなるべく20gに近いレベルで抑えると、糖質疲労の解消含め、全身のコンディションが改善する可能性が高いと思います。

ただし、同時にたんぱく質と、たんぱく質以上に血糖値の上昇にブレーキをかける作用の強い脂質をしっかりとることを強く意識してください！　たんぱく質（とくにホエイ）や脂質を十分にとることで、インスリンの分泌も促されます。料理やサラダにフレッシュなオリーブオイルや、ごま油を〝ちょいがけ〟ではなく〝たっぷりがけ〟して召し上がってください。「油を食べることを怖がらない」ことが健康への早道とお考えください。

糖質を低めにするので、食事全体で必要なエネルギーを確保するためにも脂質の増量が必要です。それをしなければ、せっかくとったたんぱく質が、エネルギーとして消費されてしまい、エネルギー代謝の核となる筋肉を弱らせてしまいます。エネルギーをしっかりとり、代謝もアップして、真の健康をめざしましょう。

タイプD

食後血糖値140mg／dℓ以上　&　20歳の頃と比べ体重（あるいはウエスト径）が3kg（3cm）以上は増えている

「マヨから&ハイボール」で痩せよう！

◎食後高血糖あり
◎インスリン分泌は保たれている
◎ロカボ実践の第1の目的：満腹中枢正常化

このタイプの人は自分のインスリン分泌能力は保たれているものの、その能力以上に糖質過多に傾いた食生活を送ってきた可能性が大です。余分にとった糖質が、脂肪になってお腹まわりと体重を増やしてきたのでしょう。糖質過多の食生活を続けていると、とくに果糖（砂糖や異性化糖）の多い食事をしていると、満腹中枢のセットポイントが高くなってしまう（同じカロリーでは満腹を感じなくなる）ため、食べすぎにもなって、太りやすいのです。

ただし、ロカボに転換して、わかりやすい効果がもっとも出やすいのは、このタイプの人です！ ゆるい糖質制限で、満腹中枢が正常化すると、おのずとやせていくのです。

とくにたんぱく質をしっかり食べると、満腹感が強く、長く保たれることで、食べすぎません。それを日々体感しながら、自分自身の適正体重、「20歳の頃」をめざしてください。

ロカボな食事によって、血糖異常の悪化、メタボリックドミノ転倒も防ぐことが可能です。このタイプの人は、望む効果が出やすい＝モチベーションが保ちやすい点も利点です。ぜひ、食生活を楽しみながら、健康的な体を取り戻してください！

おわりに

本書を最後までお読みいただき、ありがとうございます。

私はこれまで糖尿病専門医として多くの患者さんに接してきました。そして、糖尿病専門医を志してから数年のうちに気づいたことは、糖尿病の食事療法というものが、「○○を控えてください。」「○○は避けてください。」という指導ばかりで、明らかに患者さんの生活の質を低くするものだったということです。

「こうすれば食べられますよ。」「こうやれば楽しめますよ。」そんな風に患者さんとともに考える治療法こそが真の医療であると考え、それを求めてこれまで活動してきました。そして、こうした活動に多くの企業様が共鳴してくださり、商品や環境をご提供くださるようになっています。

そんな企業様の社員の方向けのセミナーを実施していて気がついたことがありま

す。それは、そうした志の高い、あるいは健康への意識の高い企業様の中にさえ、健診でひっかからないで食後高血糖を呈している社員の方が数多く（少なくとも半分以上）いらっしゃるということです。

それも、とくに顕著に高血糖を示す方たちは、たいていやせていて、普段からジョギングを習慣になさっていて、カーボローディングという糖質中心の食生活をなさっていました。その後、プロアスリートの方たちとも知り合う機会がありましたが、プロアスリートの方たちですら食後高血糖を呈していて、かつ、おそらくそのために疲労感や倦怠感でパフォーマンスを低下させていると感じていらっしゃったのです。

私はこれまでにも何冊か著作がありますが、本書は明確に、これまでのような病気の方のための疾病治療のためのものではなく、健康に対する意識が高いものの、かつての誤った栄養学に振り回されてかえって健康やパフォーマンスを害している方のために書いたものです。

ぜひ、古い栄養学の「誤った常識」から脱却し、最新の栄養学を知っていただき、ご自身のパフォーマンスを最大化し、疾病予防にもつなげていただきたいと思います。

そして、その知識はご家族（お子様、配偶者、ご両親）の健康増進・疾病予防・疾病改善につながるはずです。さらには社会の医療費の削減にもつながるものと期待しています。

ぜひ、この本を手に取っていただき、ご自身とご家族、社会のよき未来をはぐくんでいただけるよう願っております。

2024年2月

山田 悟

参考文献

Chapter 1

1. Obesity (Silver Spring) 2024; 32(1): 12-22
2. J Clin Invest 2016; 126(11): 4372-4386
3. Fat Chance: Beating the odds against sugar, processed food, obesity, and disease. Robert H. Lustig (2012)
4. Diabetes 2016; 65(12): 3521-3528
5. Trends Neurosci 2022; 45(6): 471-482
6. Diabetes Care 2015; 38(10): 1820-1826
7. Diabetes Care 1999; 22(10): 1747-1748
8. Diabetes 2008; 57(10): 2661-2665
9. Am J Clin Nutr 2023; 118: 209-217
10. JAMA 2014; 312(23): 2531-2541
11. Br J Nutr 2014; 111(9): 1632-1640
12. Diabet Med 2013; 30(3): 370-372
13. Diabetologia 2016; 59(3): 453-461
14. BMJ Open Diabetes Res Care 2022; 10(3): e002820
15. J Am Coll Nutr 2009; 28(3): 286-295
16. JAMA 2012; 307(24): 2627-2634
17. BMJ Open Diabetes Res Care 2017; 5(1): e000440
18. Nutrients 2017; 9(2): 146
19. Am J Clin Nutr 2004; 79(4): 537-543
20. Glob Public Health 2013; 8(1): 55-64
21. Front Neurosci 2021; 15: 669410
22. 糖尿病 1996; 39(6): 431-437
23. Cell 2015; 163(5): 1079-1094
24. Anti-Aging Medicine 2011; 8(3): 23-29
25. JAMA 2006; 295(14): 1681-1687
26. Am Psychol 2007; 62(3): 220-233
27. Nutr Rev 2009; 67(5): 249-254
28. J Appl Physiol 2001; 91(1): 115-122
29. Acta Physiol Scand 1967; 71(2): 140-150
30. J Appl Physiol 1986; 61(1): 165-172
31. Metabolism 2016; 65(3): 100-110
32. Eur J Appl Physiol 2003; 88(4-5): 453-458
33. Sports Med 2014; 44 (Suppl 1): S25-S33
34. Diabetes Care 2000; 23(5): 710-712
35. Diabetes Res Clin Pract 2004; 66(Suppl 1): S37-S43
36. Br J Sports Med 2021; 55(4): 206-212
37. J Sci Med Sport 2010; 13(4): 410-416
38. Breenfield B. The Low Carb Athlete (2015)

Chapter 2

39. Diabetes Care 2013; 36(11): 3821-3842
40. Diabetes Care 2019; 42(5): 731-745
41. Adv Nutr 2018; 9(4): 404-418
42. Food Nutr Res 2013; 57: 21245
43. BMJ 2013; 346: e8707
44. BMJ 2016; 353: i1246
45. TIME 123巻13号（1984年3月26日）
46. Diabetes 1971; 20(9): 633-634
47. Diabetes Care 2006; 29(9): 2140-2157
48. JAMA 2017; 317(24): 2515-2523
49. JAMA Intern Med 2018; 178(8): 1098-1103
50. Lancet 2010; 375(9710): 181-183
51. 日本臨床 2003; 61(10): 1837-1843
52. J Diabetes Investig 2015; 6(3): 289-294
53. 糖尿病 2013; 56(7): 409-412

Chapter 3

54. Lancet Diabetes Endocrinol 2017; 5(12): 951-964
55. Am J Clin Nutr 2006; 83(5): 1055-1061
56. J Gerontol A Biol Sci Med Sci 2010; 65(1): 63-70
57. Circulation 1970; 41(4 Suppl): I162-I183
58. N Engl J Med 2008; 359(3): 229-241
59. J Clin Endocrinol Metab 2009; 94(11): 4463-4471
60. JAMA 2006; 295(6): 655-666
61. Am J Clin Nutr 2017; 106(1): 35-43
62. Am J Clin Nutr 2011; 94(1): 75-85
63. TIME 183巻24号（2014年6月23日）
64. Eur Heart J 2013; 34(16): 1225-1232
65. Nutrients 2018; 10(5): 528
66. Lancet 1994; 344(8934): 1383-1389
67. N Engl J Med 2006; 355(6): 549-559
68. J Nutr 2008; 138(2): 272-276
69. Diabetes Care 2018; 41(5): e76-e77
70. Eur J Clin Nutr 1999; 53(suppl 1): S177-S178
71. Dietary Reference Intakes Institute of Medicine of the National Academies. (2005)
72. Intern Med 2017; 56(19): 2671-2675
73. J Neurol 2014; 261(3): 589-599

74. Am J Clin Nutr 2007; 85(6): 1545-1551
75. WHO guideline. Use of non-sugar sweeteners. (2023)
76. IARC(International Agency for Research on Cancer) and JECFA (Joint FAO/WHO Expert Committee on Food Additives). Summary of findings of the evaluation of aspartame at the IARC Monographs Programme (2023)
77. Regul Toxicol Pharmacol 1993; 17(1): 35-43
78. Obes Rev 2012; 13(11): 1048-1066
79. J Nutr 2014; 144(6): 876-880
80. Cell Rep Med 2023; 4(12): 101324
81. Exerc Sport Sci Rev 2013; 41(3): 169-173
82. Intern Med 2014; 53(1): 13-19
83. Br J Sports Med 2018; 52(6): 376-384
84. Med Sci Sport Exerc 2019; 51(4): 798-804
85. JAMA 2015; 313(24): 2421-2422
86. JAMA 2017; 317(21): 2207-2225
87. Diabetes Care 2021; 44(1): 280-289
88. N Engl J Med 1991; 325(13): 911-916
89. Nutr Rev 2021; 79(9): 988-1021
90. J Clin Endocrinol Metab 2017; 102(3): 903-913
91. Cell Metab 2019; 29(2): 231-233
92. Nutrients 2018; 10(6): 669
93. Nutrients 2017; 9(2): 146
94. Int J Obes Relat Metab Disord 2002; 26(6): 770-777
95. Nat Rev Endocrinol 2013; 9(8): 494-500
96. Diabetes Care 2010; 33(10): 2169-2174
97. J Alzheimers Dis 2009; 16(4): 677-685
98. Diabetes Metab Res Rev 2013 Jul 18. Doi:10.1002/dmrr.2442
99. Biology (Basel) 2021; 10(3): 217
100. Diabetes Metab Syndr 2020; 14(4): 395-403
101. Cell 2015; 163(5): 1079-1094

山田 悟（やまだ・さとる）

医師。医学博士。北里大学北里研究所病院副院長、糖尿病センター長。1994年慶應義塾大学医学部卒業。糖尿病専門医として多くの患者と向き合う中、2009年米医学雑誌に掲載された「脂質をとる食事ほど、逆に血中中性脂肪が下がりやすくなる」という論文に出会い衝撃を受ける。現在、日本における糖質制限のトップドクターとして患者の生活の質を高める糖質制限食を積極的に糖尿病治療へ取り入れている。日本内科学会認定内科医・総合内科専門医、日本糖尿病学会糖尿病専門医・指導医、日本医師会認定産業医。著書に『糖質制限の真実』（幻冬舎新書）、『運動をしなくても血糖値がみるみる下がる食べ方大全』（文響社）など。「ロカボ」という言葉の生みの親でもある。

糖質疲労

2024年3月10日　初版発行
2024年8月10日　第7刷発行

著者　山田 悟
発行人　黒川精一
発行所　株式会社サンマーク出版
〒169-0074　東京都新宿区北新宿2-21-1　電話 03-5348-7800
印刷　共同印刷株式会社
製本　株式会社村上製本所

ISBN978-4-7631-4121-7　C0030

定価はカバー、帯に表示してあります。落丁、乱丁本はお取り替えいたします。
ホームページ　https://www.sunmark.co.jp